枸杞实用
保健手册

童安荣 ◎ 主编

全国百佳图书出版单位
中国中医药出版社
·北 京·

图书在版编目（CIP）数据

枸杞实用保健手册 / 童安荣主编 . —北京：中国
中医药出版社，2023.1
ISBN 978-7-5132-7794-5

Ⅰ . ①枸… Ⅱ . ①童… Ⅲ . ①枸杞—食物疗法—手册
Ⅳ . ① R247.1-62

中国版本图书馆 CIP 数据核字（2022）第 163340 号

中国中医药出版社出版
北京经济技术开发区科创十三街 31 号院二区 8 号楼
邮政编码　100176
传真　010-64405721
保定市西城胶印有限公司印刷
各地新华书店经销

开本 880×1230　1/32　印张 7　字数 122 千字
2023 年 1 月第 1 版　2023 年 1 月第 1 次印刷
书号　ISBN 978-7-5132-7794-5

定价　48.00 元
网址　www.cptcm.com

服 务 热 线　010-64405510
购 书 热 线　010-89535836
维 权 打 假　010-64405753

微信服务号　zgzyycbs
微商城网址　https://kdt.im/LIdUGr
官 方 微 博　http://e.weibo.com/cptcm
天猫旗舰店网址　https://zgzyycbs.tmall.com

如有印装质量问题请与本社出版部联系（010-64405510）
版权专有　侵权必究

《枸杞实用保健手册》编委会

张伯礼 院士

枸杞在我国有悠久的用药历史，《神农本草经》将其列为上品，云："味苦寒，主五内邪气，热中，消渴，周痹。久服坚筋骨，轻身不老。"历代医家也多有应用枸杞治疾养生的记录。历代文人墨客赞美的诗文更是信手拈来，如唐代诗人刘禹锡曰："僧房药树依寒井，井有清泉药有灵。翠黛叶生笼石甃，殷红子熟照铜瓶。枝繁本是仙人杖，根老能成瑞犬形。上品功能甘露味，还知一勺可延龄。"这首诗记载了枸杞的生长环境、形状及功效。可见，枸杞既是中医治疗疾病的良药，也是日常保健的佳品，更是百姓生活中的佳肴，还是地方经济发展的产业、文化传承的载体。但是，普通百姓对枸杞文化了解偏少，枸杞食用知识也有些许迷茫，确实缺少一本科学严谨、通俗易懂的科普书籍。去年曾去宁夏参加学术会议，和宁夏回族自治区中医医院童安荣教授等谈起此事，他们正在编辑这本书，就解决了这个问题。这本《枸杞实用保健手册》可以说是枸杞的全书。

这是一本枸杞的专业知识讲解书。从枸杞的种属、营养成分、药理分析，枸杞的挑选、储存、食用等，系统讲解科学认识枸杞，合理使用枸杞。

这是一本养生膳食书。从茶饮、面点、粥汤、菜肴、糕点、蜜膏、酒类等七方面讲述生活食用枸杞保健方，从降血糖、降血脂、心脑血管病防治等方面讲解合理使用的枸杞养生方。

这是一本枸杞文化书。从枸杞的来源、传说故事、诗词名句等方面，让人们认识枸杞背后的丰富文化记载和深厚历史传承。

这是一本枸杞推广书。从枸杞的来历到枸杞的产品，枸杞的成分到枸杞的应用，指导人们科学使用枸杞。

这是一本枸杞科普书。内容贴近生活，指导生活；语言通俗易懂，深入浅出。有理有据，科学客观，布局合理，层次清楚，适用于百姓指导生活、专业人员借鉴参考。

目前我们正在党中央领导下，意气风发走在向第二个百年奋斗目标迈进的赶考路上，党中央、国务院把中医药传承创新发展提升到国际战略层面，把传承精华、守正创新，充分发挥中医药特色优势放到健康中国建设战略之中，这对中医药事业、产业发展都是难得的时代机遇。将枸杞的产业发展、人们健康保健、中医药发展、中华文化传承等多位一体，综合推动，协调发展，起点高，落点实，注重实效、促发展，用最简单的方法，提升百姓中医药获得感、幸福感，解决百姓健康问题，同时又推动区域经济社会发展，向海内外提供优质道地中医药材，促进产业发展，可谓举一事惠百业。

后皇佳树兮杞为珍，受命不迁兮生戈壁。宁夏人民立足现实，为富裕宁夏，推动中医药道地药材发展，推广枸杞产业，促进枸杞文化传承，助力健康宁夏。政府有关部门制定了促进枸杞产业发展的若干规划和实施方案，指导农业、工业、中医药、科教、商业、文化等多部门的协调行动，取得了重要进展，也为道地药材保护开发做出了示范，值得学习和借鉴。

书将付梓，先睹为快，将此感悟，权充为序。

中国工程院院士

天津中医药大学名誉校长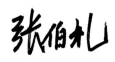

中国中医科学院名誉院长

2022 年 12 月于天津团泊湖畔

清繁鐘堂茅霄雪

羹杯一杞枸斋晨

中宁枸杞赋（仝小林院士）

秉承天地之造化，含吸宇宙之精专。《本经》列为上品，药食千年同源；冬根春叶秋实，一物三用延年。地骨清乎虚热，杞果培乎肾肝；杞叶茗香一等，除烦止渴中宽。配仙灵大起阳痿，伍萸肉固涩精关。携菊花清肝明目，合雄蚕子嗣繁衍。

补肾填精，幼儿不宜，需担心性腺早熟；离家千里，莫食枸杞，只恐怕男儿不专。味厚滋腻易加重脾湿，胃火不宜拾干柴反添。有道是：天下枸杞看中宁，中宁枸杞赛神仙。

国医大师张大宁教授枸杞子方

科學食
用枸杞
感受養
生文化

歲次辛丑孟冬
郑歌平书

神藥不自閟　羅生滿山澤　日有牛羊憂　歲久墾
火厄越俗示好事過　眼等茨棘青莽去自長絆
珠燦芟摘短籬護　新框紫笋生卧節根莖興花
實牧拾无棄物大將吾吾贅小則餉我棗似闲
朱闌洞中丏千柔資靈龐　或夜吹可見不可煮仙
人倘許我借杖扶衰疾　隴東投枸杞　郑歌平书

枸杞赋（王振升先生）

枸杞者，本草圣果也。红红火火感染五洲大地，圆圆润润滋佑四海苍生。历千秋不老，传万载兴盛。

其源悠悠，文以化成。上帝之遗珍，王侯有偏爱；膳药之翘楚，布衣多钟情。王母饰杞坠，杞人枉忧天。杞字耀甲骨，中华同文明。考杞种之发祥，乃史前早有、华夏原生，神农始植、殷商圃红。诗经颂，遗仙人之道；古文载，扬君子之风。

棘枸刺、茎杞条，故曰枸杞。凡上品者，必天地以采气，红日之聚精。贺兰罗山扼群漠，黄河清水润地灵。宁夏枸杞甲天下，贵在道地；道地枸杞贵中宁，独此珍品。杞子初入《千金方》，药效早载《山海经》。百草王者，众杞入典之唯一；风物芳华，地标保护之孤种。至若信风花雨，壮夫挥汗地；而或朗日碧空，老幼忙摘星。覆地蓬勃村村碧，映天杞毯户户红。念皇天厚眷兮，斯地有幸；占五宝之魁兮，嘉禾盛名。

"根茎与花实，收拾无弃物。"春叶天精草，夏花长生卉，秋果枸杞，冬根地骨皮。却老仙草，健药馐珍。目益明，肝益护，寒益耐，热益消，骨益坚，轻身益少，主五内之邪气；气可充，血可补，阳可生，阴可长，火可降，风湿可去，具十全之妙用。其功神妙，食药双雄。宜鲜啖、宜干品，能浸酒、能汤烹。谚云"是药三分毒"，然则枸杞无副功。配伍无忌，百搭和中！

夫此逆生者，花开无序，拔萃于万物；果盛有季，绝类乎其品。浴烈日、忍旱渴，化叶为针；耐贫瘠、好拓荒，碱壤先行。无欺黄蒿之孱弱，无附翠柳之柔情。不比胡杨之高韧，不慕沙枣之弥馨。王谢燕入寻常户，休攀虫草休妒参。杞之性，堪冰心。寒风作歌，自强不息无求索；荒砂为伍，厚德载物不居功。光华馈日月，千难磨一宠。

送下里巴人之康健，和高山流水之雅韵。总以嘉礼馈赠，更达往来人情。驭汗血宝马出塞外，乘雪域雄鹰越昆仑。中华瑰宝，伴苏子卿牧节北海；东方圣果，助郑三宝宣和西行。礼乐华医金玉帛，驰千年古道；青瓷绿茶红枸杞，顺万里海风。贯看浩浩龙幡日边过，更待悠悠驼铃月畔听。香料佐烹羊，天下珍奇，八宝盖碗凝佳味；编钟引羌笛，东杞西葡，贺兰山下和高音。杞魂怀故土，茨端溢乡情。

抵慢病、缓绝症，奇功新见；增活力、强免疫，其神绵荣。守根本，枝繁果硕；辟新途，品正神通。千金一斗家家富，百帆争流岁岁丰。人勤茨传久，德厚杞缘深。杞任在邦，乘"一带一路"筑梦；杞命在康，助华医华药复兴。甲杞宁夏，健康世界。万顷丹坠照塞上，无价红宝无限程。

苟享此物，其健如松；苟伴此物，其岁如春；苟钟此物，其运如金；苟珍此物，其势如虹。

嗟夫，自古长生求无药，唯我宁杞最延龄！

苏国辉（中国科学院院士）

苏国辉院士团队长期致力于宁夏枸杞在预防医学领域的作用研究，特别是宁夏枸杞在神经科学领域的研究应用。研究结果表明，枸杞多糖和枸杞红素具有保护肝脏和调节免疫功能。枸杞主要成分可保护视网膜神经元。枸杞糖肽具有抗抑郁行为的功效。枸杞多糖对缺血性脑卒中损伤具有保护作用。枸杞糖肽具有高效抗炎、抗病毒和神经保护效果。在枸杞糖肽对渐冻症作用及机制、缓解帕金森病行为学障碍、抵抗新型冠状病毒和流感病毒等方面的研究，也取得了许多极具前沿性研究成果。

王志珍（中国工程院院士）

王志珍院士团队解读了枸杞保肝明目和枸杞久服坚筋骨、轻身不老、耐寒暑功效的科学内涵。研究发现，枸杞多糖能够改善非酒精性脂肪肝损伤，枸杞红素对酒精性肝病有作用。枸杞红素可有效改善视网膜感光细胞，提高视觉行为。枸杞糖肽对视觉效果的协同保护作用明显。枸杞水提物能够增加肌肉耐力和重量、能量产生、能量交换率、线粒体的生物合成及脂肪酸的氧化和产热能力，减少白色脂肪的重量。枸杞水提物、枸杞多糖具有显著的抗骨质流失、抗衰老、延长寿命的作用。以枸杞为君药开发了两款针对糖耐量受损的 2 型糖尿病早期人群的"枸杞稳糖颗粒"和针对轻中度抑郁症人群的"杞仙解郁颗粒"。此外，开发了具有自主知识产权，靶向和机制都非常清晰的抗阿尔兹海默病产品。另外，开发了枸杞糖肽系列功能产品。团队牵头制定《中医药—枸杞子》ISO 国际标准。

段金廒（国际欧亚科学院院士）

段金廒院士团队证实宁夏枸杞具有强筋骨的作用。研究发现，枸杞及枸杞里的多组分（多糖、枸杞红素）是有效的神经营养保护剂，具有抗衰老作用。枸杞叶在调节高血脂、高血糖等糖脂代谢方面非常有前景。同时，利用药学方面优势，在枸杞叶配伍价值释放和构建枸杞叶国家新药材标准方面有了新突破。

邸多隆（中国科学院兰州化学物理研究所研究员）

邸多隆研究员团队揭示了枸杞多糖、枸杞红素、枸杞黄酮在肝损伤、抗疲劳、肢体损伤、延缓衰老、维持血糖健康等方面的作用机理，开展了枸杞黄酮片延缓衰老功效、枸杞祛黄祛斑美容、"杞鹿元"枸杞产品抗疲劳、枸杞多糖有效防止和预防老年黄斑变性等系列研究，前景喜人。将枸杞与海参有效组合，枸杞多糖分别与红景天苷、沙棘黄酮、西洋参皂苷、人参皂苷等进行配伍，研发出了多款保健食品、功能性食品，市场前景广阔。

（以上资料来源于第五届枸杞产业博览会暨枸杞与大健康国际高峰论坛及现代枸杞产业重大科技成果发布）

目录

第一章

走近枸杞

　　人们常说的枸杞多指商品枸杞，亦或是植物宁夏枸杞和中华枸杞等枸杞属物种的统称。枸杞为茄科、枸杞属药食同源植物，果（枸杞）和根皮（地骨皮）、叶、芽、花均可入药。日常食用和药用的枸杞多为宁夏枸杞的果实"枸杞"。"枸杞"是我国名贵中药材，具有滋补肝肾、益精明目的传统功效。现代研究表明，枸杞还具有抗疲劳、增强免疫力、降血糖、降血脂等多方面功效，因此成为享誉古今中外的滋补保养佳品。枸杞在《神农本草经》中首次以药用的功能被记载并列为上品，《本草纲目》中称"全国入药杞子，皆宁产也"，同时在历版的《中国药典》中均有收载。枸杞属植物中只有宁夏枸杞被《中国药典》收录作为药用枸杞的基源植物。

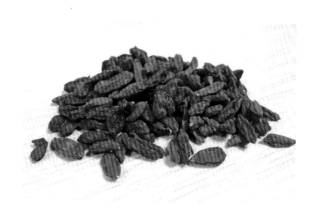

第一节　枸杞的来源

最早商代的甲骨文有"杞"一字，但目前还不清楚这个汉字究竟指的是某种植物、还是某一人名或地名。《诗经》多次提到"枸"和"杞"两种树木，并有"南山有杞"和"言采其杞"等收获枸杞的场景。《山海经》记载它的果实，液汁似血，极具食用和药用价值。明代著名医药学家李时珍云："枸、杞二树名。此物棘如枸之刺，茎如杞之条，故兼名之。"道书言："千载枸杞，其形如犬，故名，未审然否？颂曰：仙人杖有三种：一是枸杞；一是菜类，叶似苦苣；一是枯死竹笋之色黑者也。"《名医别录》曰："枸杞生常山平泽，及诸丘陵阪岸。"

枸杞，原本是一种野生灌木，其结出的小果实叫"枸杞子"。枸杞后经人工种植，其果、其叶、其子、其花、其粉、其皮、其根，均是养生保健的极品和药用上品，自古备受推崇。枸杞历来被誉为"健康之果""生命之果""长寿之果"和"成仙之果"。

科普小知识

枸杞名字的来历

相传战国时期，秦国西北边陲，黄河岸边的一个村子里，一青年农夫乳名狗子，娶妻杞氏，勤而贤惠，农耕为生，侍奉老母，虽清苦，却度日平安。

时秦吞六国，倾国征丁，拓疆征战，狗子亦在征召之列。壮士十年归，家乡饥馑，众乡邻个个面呈菜色，至家却见老母与妻面色红润，甚为惊讶，问曰："路见乡邻皆苦状，尔等却面呈饱满，何也？"妻答："去今之年，蝗灾涝害无收，吾采山间红果与母充饥。何故，不得而知。"狗子喜泣，对妻愈加敬重。

众乡邻闻之，纷纷采食。后人发觉杞氏所采红果不仅可充饥，还可延年益寿。为感谢杞氏，人们将红果命曰"狗妻子"。后医家采之入药，改其名曰"枸杞"。

第二节 枸杞的历史与文化

枸杞历史的最早记载在殷商时期的甲骨文中，卜辞载："癸巳卜，令登赉杞。"《说文解字》曰："杞，枸杞也。从木己声。"

在《诗经》小雅的 74 首诗中就提到过 6 次"杞"。诗句中的"陟彼北山，言采其杞"所描述的就是人们在宁夏中宁县和海原县种植和采摘枸杞的场景。

《山海经·西山经》记载："西次三经之首，曰崇吾之山，在河之南……有木焉，员叶而白柎，赤华而黑理，其实如枟，食之宜子孙。"

《神农本草经》记载：枸杞，味苦寒。主五内邪气，热中，消渴，周痹。久服坚筋骨，轻身耐老。

唐代孙思邈在《备急千金要方》中记载："凡枸杞生西南郡谷中及甘州者，其子味过于蒲桃。今兰州西去，邺城、灵州、九原并多，根茎尤大。"这是宁夏枸杞最早的文字记载。

600 多年前，元代《饮膳正要》记载了枸杞叶用茶、枸杞果实做粥和酒的实例。明宣德年间，宁夏第一部地方志《宣德宁夏志》物产部分列有枸杞。明代医药学家李时珍在《本草纲目》第三十六卷，将枸杞分为 7 节进行说明，列出了 32 个传统医药方剂，通篇约 5000 字。书中记载：
"春采枸杞叶，名天精草；夏采花，名长生草；秋采子，
名枸杞子；冬采根，名地骨皮。""枸杞子:（气味）苦，
寒……主治坚筋骨，耐劳，除风，去虚劳，补精气。"

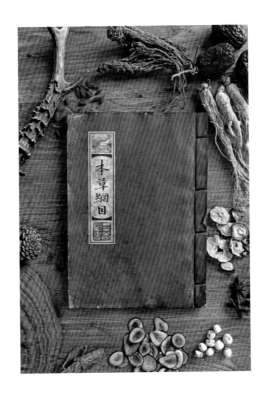

　　明洪武二十四年，朱元璋十六子朱栴被册封为庆亲王
（宁夏王），朱栴将枸杞向朝廷进贡，从此朱元璋将中宁枸
杞敕令为"贡果"。（见《弘治宁夏新志》）

清乾隆十八年（1753年），瑞典植物学家卡尔·冯·林奈（Carolus Linnaeus）在植物分类学中将宁夏枸杞列为茄科枸杞属宁夏枸杞种（拉丁文为 *Lycium barbarum Linn*），正式收录于《世界植物志》中。

清乾隆二十年（1755年）《银川小志》记载："枸杞，宁安堡产者极佳，红大肉厚，家家种植。"民国《朔方道志》记载"枸杞宁安堡者佳"。（注：宁安堡是中宁县的古称，现称宁安镇。）

清代乾隆时期的《中卫县志》称："宁安一带家种杞园，各省入药甘枸杞皆宁产也。"近500年来，该地区生产的枸杞一直被认为是"药用级"枸杞。中卫知县黄恩锡《竹枝词》："六月杞园树树红，宁安药果擅寰中，千钱一斗矜时价，绝胜腴田岁早丰。"说明枸杞在明清时期在宁夏已经开始了大规模种植，并逐步成为道地药材枸杞产区。

张锡纯《医学衷中参西录》对枸杞与西医结合治病提出了新的探索，为枸杞的西医应用奠定了基础。

新中国成立初期，随着进一步挖掘整理中医药工作的开展，枸杞的重要地位得到了提高，宁夏的科技工作者对传统的枸杞栽培技术进行提升，改变了传统分散栽培模式和高大树冠树型，采用大冠矮干和大行距的栽培模式，引入农业机械化作业，提高了管理效率，降低了劳动成本，实现了枸杞连片、集约化的种植栽培格局。

新中国成立以来，枸杞产业迎来专业发展阶段。1950年，宁夏省人民政府拨专项枸杞生产贷款，扶持中宁茨农发展。1951年，枸杞改由国营商业（供销社）独家经营。20世纪60年代，枸杞从宁夏传出，实现大面积栽培。1961年宁夏中宁县被国务院确定为枸杞生产基地县，并成立中宁县枸杞生产管理站，同时中宁枸杞先后向全国各地引种。1963年，首部《中华人民共和国药典》对枸杞、地骨皮，从来源、性状、鉴别、性味与归经、功能与主治、用法与用量和贮藏等进行了规定，明确规定："枸杞，宁夏枸杞、枸杞的干燥成熟果实。"1964年，国务院商务部和卫生部颁发的《五十四种中药材商品规格标准》，将1949～1964年使用的特等、甲等、乙等、丙等和等外几个等级，分为一等、二等、三等、四等、五等5个验级标准。1983年，国家将枸杞改为三类物资，市场全面开放，形成了国家、集体、个人多渠道经营的局面至今。1985年经宁夏回族自治区人民政府批准，宁夏农林科学院成立枸杞研究所，拥有专业的研究机构和科技队伍。1998年出版《中华本草》将枸杞、地骨皮、枸杞叶的品种、栽培、鉴别、化学成分、药理、炮制、制剂、药性理论、现代临床研究等进行了系统的文献整理。

至今，宁夏枸杞是《中国药典》"枸杞子"的唯一用药来源，已被中国、日本、韩国、越南、印度、英国、美国等国家和欧洲部分地区列入药典，享有很高的国际地位和良好的声誉。

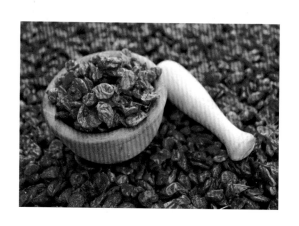

科普小知识

道地药材

道地药材是指经过中医临床长期应用优选出来的，产在特定地域，与其他地区所产同种中药材相比，品质和疗效更好，且质量稳定，具有较高知名度的中药材。宁夏枸杞是药典记载的道地药材。

性味归经

性味、归经是中药学专有名词。

性和味是中药性能的特殊表现。药物都具有一定的性和味。性与味是药物性能的一个方面。每味中药的四气五味都不同，因而有不同的治疗作用。四气五味理论最早载于《神农本草经》，其序录云："药有酸咸甘苦辛五味，又有寒热温凉四气。"

性是指药性，即中药所表现出来的寒、热、温、凉四种不同的药性，也叫四气。药性是根据实际疗效反复验证然后归纳起来的，是从性质上对药物多种医疗作用的高度概括。例如大黄性寒，生姜性温。

味是指药味，五味指药物有酸、苦、甘、辛、咸五种不同的药味。药味的确定，是由口尝而得，从而发现各种药物所具不同滋味与医疗作用之间的若干规律性的联系。因此，味的概念，不仅表示味觉感知的真实滋味，同时也反映药物的实际性能。

归经是中药学的基本理论之一。归是指归属，经即人体的脏腑经络。归经即药物作用的定位，中药对人体某部分具有选择性治疗作用的特性。就是把药物的作用与人体的脏腑经络密切联系起来，以说明药物作用对机体某部分的选择性，从而为临床辨证用药提供依据。

第三节　宁夏枸杞

几千年来，勤劳朴实的宁夏儿女吃枸杞、栽枸杞、培育枸杞、歌颂枸杞，形成了独特的枸杞人本文化、农耕文化、饮食文化、医药文化、著述文化、民间文化，千古流芳、络绎不绝，为悠久厚重的中华民族文化增添了浓墨重彩的一笔。

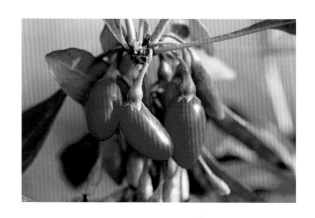

一、天时生境

道地枸杞的原产地——宁夏，北靠贺兰山，阻挡了西北方向的寒冷空气和风沙；南依六盘山，阻隔了东南方向过量的潮湿空气和雨水。两山环绕，造就了中温带大陆性干旱气候，形成了地球上最适宜枸杞生长发育的良好生态环境。2002年国家自然科学资金项目《中国北方地区枸杞气候适宜性区划》研究表明，宁夏黄河灌区的中南部地区是北方地区枸杞种植最适宜区域。

二、地利造物

宁夏地处我国西部，位于黄土高原和内蒙古高原交汇地区，黄河自西向东穿流而过，与清水河流域交汇，形成了清水河洪积和黄河冲积平原，造就了富含矿物质的土粒分散疏松多孔弱碱性的肥沃土壤，为枸杞的生长发育和有效营养成分积累提供了保障，孕育出了神奇的"本草圣果"——宁夏枸杞，它具有甘美异于他乡的独特品质。2004年"宁夏枸杞"获国家地理标志产品保护。

三、人和兴业

一代又一代勤劳智慧的宁夏人民，在枸杞种植方面，因地制宜，不断改良枸杞的种质资源和栽培技术，父授子传，言传身教，实施引导了有效的枸杞植株生长发育措施，为道地枸杞的优质和高产奠定了基础。

一代又一代勇于创新的宁夏人民，在枸杞加工方面，依据药食同源特性，不断加大科技创新，深加工产品丰富多样，为人类健康带来了福祉。

一代又一代文心蕙质的宁夏人民，在枸杞文化方面，传承和弘扬枸杞文化，创造了大量的文化和文学艺术作品，为枸杞产业发展插上了腾飞的翅膀。

四、品质载誉

宁夏枸杞自唐代以来负有盛名，历经"甘杞""宁安枸杞""中宁枸杞"和"宁夏枸杞"品牌更新。以"中宁枸杞"为代表的宁夏枸杞在全国同类产品中屡获殊荣。1961年中宁县被国务院确定为全国唯一的枸杞生产基地县。1963年宁夏枸杞首次入选《中华人民共和国药典》，自1977至2020年间《中华人民共和国药典》历经9版，均将宁夏枸杞确定为中药材枸杞的唯一来源。

1995年中宁县被国务院命名为"中国枸杞之乡"。2000年中宁县被中国特产之乡组委会命名为"中国特产之乡"。2001年"中宁枸杞"被国家工商行政管理总局商标局注册为地理标志证明商标，为宁夏枸杞位列国际道地名贵药材地位奠定了品牌优势。2005年、2007年，宁夏科研人员相继完成的《枸杞新品种选育及配套技术研究与应用》《林木种苗工厂化繁育技术研究及产业化》项目分别荣获国家科学技术进步奖二等奖。2018～2019年"宁夏枸杞"连续2年稳居全国优质农产品区域公用品牌中药材排行第二位2019年10月，中华中医药学会发布的 T/CACM 1020.6-

2019《道地药材　宁夏枸杞》团体标准，明确规定中宁县是道地宁夏枸杞的核心产区。2020年"宁夏枸杞""中宁枸杞"入选"中欧地理标志"第2批保护名单。

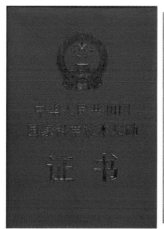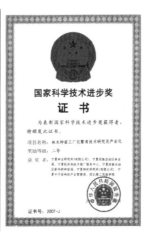

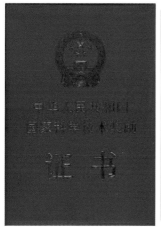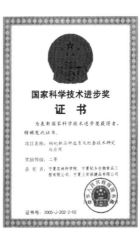

五、枸杞行业科研成果

1957～2019 年，在文献、期刊、报纸上发表的有关枸杞的论文、学术报告等共计 10455 篇；1971～2020 年，全国枸杞申请获准的专利成果 6655 项；1982～2020 年全国已登记枸杞类科技成果 564 项，其中宁夏 193 项。截至目前，全国共制定发布有关枸杞的国标、行标、地标、团标共计 185 部，宁夏起草制定的有 100 部，其中国家标准3 部，行业标准 9 部，团体标准 14 部，地方标准 74 部。

宁夏枸杞与其他地区枸杞相比，是正宗的道地枸杞，是《中华人民共和国药典》选用的唯一入药枸杞。

科普小知识

红果子的来历

相传，中宁有地叫红石嘴，水源丰富，土质肥沃，山上盛产红果子。每到六月，红果子开花、结果，香飘百里，但因山上有虎，无人敢摘。

李老汉家境贫寒，长年有病，尤其是每到数九寒天，行动不便，非常痛苦。儿子李小虎，十七八岁，从小习武，艺高胆大，他听说山顶上的红果子是神果，能治百病，便暗下决心非要上去看个究竟，为老爹治病。

一天，他背着老爹，拿着绳子和大斧来到红石嘴，历经艰险爬到山顶，碰见大虎。战胜大虎，摘回红果，送给老爹。老爹一尝比蜜还甜，一口气吃了半把。第二天他觉得腰腿好多了，人也清爽了些。李小虎一看红果子能治病，就提了个筐子到红石嘴山上去摘，把摘来的红果子晒干熬上汤让老爹喝，喝了不到十天，老爹的病好了。李小虎就把剩下的种到山河旁。第二年七月，山河旁红果子挂在小树上真好看，来往的行人都到山河旁去观看，有的摘几颗拿回家去种。红果子从此在中宁这块土地上传播开了，人们都用红果子治病，名声越传越远。

中宁枸杞谚语

枸杞是个宝，名望传四海。

家有三分枸杞，不愁四季更衣。

一亩枸杞园，能顶三亩田。

老眼不结货，七寸定准多。

茨顶揎得像把伞，结的果子红艳艳。

茨冠剪成三层楼，果子结得繁又稠。

茨顶揎得龟晒盖，产量低来果受害。

枸杞想晒红，中午搭凉棚。

芨芨笆底能透风，铺撒均匀颜色红。

枸杞铺好再别动，一动色黑无人问。

烟叶水，真顶用，防止油干和蜜虫。

茨树要长好，春秋剪枝少不了。

油条不勤揎，长得顶破天。

第二章

枸杞药性与功效

第一节　枸杞药性特征

　　中药特性是枸杞的最主要特点之一。《中华人民共和国药典》（1977～2020年版）发行的9版中，均明确规定："枸杞子，本品为茄科植物宁夏枸杞（*Lycium barbarum* L.）的干燥成熟果实。夏、秋二季果实呈橙红色时采收，晾至皮皱后，再暴晒至外皮干硬、果肉柔软，除去果梗。"枸杞以果（枸杞子）和根皮（地骨皮）入药为主，其叶、其子、其花、其粉等均是养生保健的极品。枸杞作为药材，在我国有悠久的历史。枸杞始载于《神农本草经》，列为上品，载"久服，坚筋骨，轻身不老"。此后历代本草书籍如《食疗本草》《本草经》《本草衍义》《本草纲目》等均有记载，其药用和保健价值备受历代医家的推崇。

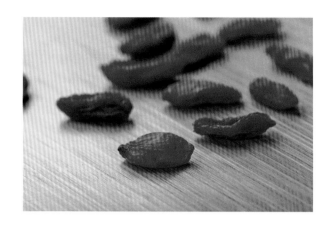

　　枸杞作用广泛，历代有丰富的记载。《本草纲目》记载枸杞，补肾生精，养肝，明目，坚筋骨，去疲劳，易颜色，美白，明目安神，令人长寿。《本草经疏》曰："枸杞，润而滋补，兼能退热，而专于补肾、润肺、生津、益气，为肝肾真阴不足、劳乏内热补益之要药。老人阴虚者十之七八，故服食家为益精明目之上品。昔人多谓其能生精益气，除阴虚内热明目者，盖热退则阴生，阴生则精血自长，肝开窍于目，黑水神光属肾，二脏之阴气增益，则目自明矣。"《本草求真》载："枸杞，甘寒性润。据书皆载祛风明目，强筋健骨，补精壮阳，然究因于肾水亏损，服此甘润，阴从阳长，水至风息，故能明目强筋，是明指为滋水之味。"《本草汇言》曰："俗云枸杞善能治目，非治目也，能壮精益神，神满精足，故治目有效。又言治风，非治风也，能补血生营，血足风灭，故治风有验也……殊不知枸杞能使气可充，血可补，阳可生，阴可长，火可降，风湿可去，有十全之妙用焉。"《本草通玄》曰："枸杞，补肾益精，水旺则骨强，而消渴、目昏、腰疼膝痛无不愈矣。""按枸杞平而不热，有补水制火之能，与地黄同功。"

现代药理学研究表明，枸杞具有抗氧化、抗衰老、抗肿瘤、增强免疫力等多种功效，因此枸杞已被广泛用于医药、食疗、养生、保健等领域。

药用枸杞鲜果味甘甜微酸而爽，干果色暗红、甘美爽口，如葡萄有特有的清香，使人感觉舒服美好，像糖或蜜的滋味。干果药性温而平，不冷不热，无毒而润，补阴不伤阳，补阳不伤阴，有调整人体阴阳、达到阴平阳秘的作用。

近现代研究更加明确枸杞的功效。《中国药学大辞典》载："补肝肾，疗虚羸，用作强壮药。"《中药大辞典》载："滋肾，润肺，补肝，明目。治肝肾阴亏，腰膝酸软，头晕，目眩，目昏多泪，虚劳咳嗽，消渴，遗精。"《中华本草》载："养肝，滋肾，润肺。主治肝肾亏虚，头晕目眩，目视不清，腰膝酸软，阳痿遗精，虚劳咳嗽，消渴引饮。"

枸杞服用，相对安全。《本草正》曰："枸杞，味重而纯，故能补阴，阴中有阳，故能补气。所以滋阴而不致阴衰，助阳而能使阳旺。虽谚云离家千里，勿食枸杞，不过谓其助阳耳，似亦未必然也。此物微助阳而无动性，故用之以助熟地最妙。其功则明耳目，添精固髓，健骨强筋，善补劳伤，尤止消渴，真阴虚而脐腹疼痛不止者，多用神效。"《本草图解》曰："枸杞味甘气平，肾经药也。补肾益精，水旺则骨强，而消渴、目昏，而腰疼膝痛，无不愈矣。陶弘景云：离家千里，勿食枸杞。甚言其补精强阴之功也。按枸杞平而不热，有补水制火之妙，与地黄同功。而除蒸者未尝用之，惜哉。"

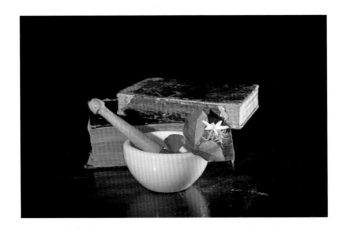

本品虽滋腻性较小，但毕竟为味甘质润之品。《本草经疏》云："脾胃薄弱，时时泄泻者勿入。"《本草汇言》云："脾胃有寒痰冷癖者勿入。"故脾虚有湿及泄泻者忌服（2005 版《中药学》）。然因其能滋阴润燥，故脾虚便溏者不宜服。

过量服用枸杞可引起恶心、呕吐、腹痛、腹泻、精神不振、肌肉震颤、心率加快等反应。枸杞所含亚油酸可导致腹痛、腹泻（2000 版《中药药理学》）。枸杞叶、枸杞芽为药食同源，性味中和，主要可以作为菜肴服用，没有太多禁忌。

科 普 小 知 识

李时珍与枸杞的故事

相传，李时珍来到一座山上采药，忽闻有嘤嘤的哭声。他循声而去，看到远处有一老一少两个女子，少者看上去妙龄年纪，她身同杨柳，貌若桃花，肤如美玉，红唇一点；老者花甲有余，她残花败柳，佝偻蹒跚，肤若鸡皮，发如干草。少女不断呵斥老妇，不时还用柳条鞭打老妇，老妇抱头啼哭。李时珍路遇不平，立刻走过去主持公道："住手！你一个年轻姑娘怎么可以打骂一个老妇人呢？"那年轻女子说："先生有所不知，我这是在管教我的孙女！"李时珍非常吃惊，啼哭的老妇不住地点头，说："是的，她是我祖母。"李时珍愕然，怎有这等奇事，便问那年轻女子："你为何打骂你的孙女？"年轻女子说："我们家祖传家规：为了族人身体强壮，香火不断，人人从小都必须每天吃枸杞，不得懈怠中断。我今年虽已百岁有余，可我精神充足，身体轻盈，百病不生。这孩子，她不听话，无视家训，慵懒怠惰，就是不吃枸杞，你看看她现在的样子，真让我痛心。"

哦！原来如此。李时珍连忙向看上去年轻貌美的百岁妇人请教，何谓枸杞？枸杞有何功效？百岁美女带李时珍来到一丛草木旁，摘下一枝，那枝条上结满一个个红润欲滴、像红宝石一样的小果子，放在嘴里尝一尝，清香甘甜，余味无穷，真是美如仙果！百岁美女对李时珍耳语："我看你像是一个采药郎中，且心地慈悲，今天就把这一味药相传于你，日后为民造福。记住，这小红果叫枸杞，它性平，味甘，能滋补肝肾，益精明目，生津止渴，安神补血，增强免疫，养颜美容，抗辐射，抗衰老……久服能长生不老。"李时珍仔细观看这神奇的枸杞，把百岁美女的话铭记在心，然后叩谢相别，欣然而去。后来枸杞就作为草药用于治病了。

第二节　枸杞营养成分及功效

一、枸杞

枸杞是传统的药食兼用型中药，营养成分十分丰富，含有许多有益健康的成分，主要有枸杞多糖、甜菜碱、类胡萝卜素、枸杞黄酮、维生素和矿物质、蛋白质及氨基酸等。枸杞每百克可食部分所含营养成分：水分72.2g，蛋白质4g，脂肪0.8g，糖类19.3g，可供热量141.8kJ，维生素2.7g（其中胡萝卜素8.60mg、硫胺素0.52mg、核黄素0.13mg、尼克酸1.9mg、抗坏血酸34mg），无机盐1g（其中钙55mg、磷86mg、铁1.4mg）。

1. 枸杞多糖

枸杞多糖是枸杞中最主要的活性成分之一，是一种水溶性多糖，其含量在5.42%～8.23%，占干果实总重量的5%～8%，具有多种生物活性功能和药理作用。它不仅可以调节和增强人体的免疫功能，加强Ts细胞的作用，降低抗体排斥反应，并可以激活B淋巴细胞和T淋巴细胞；同时，枸杞多糖具有降低糖尿病患者视网膜组织氧化损伤的作用，而且枸杞多糖甜度较低，可降血糖，适宜作为糖尿病患者的食源之一。很多研究表明枸杞多糖具有增强免疫力、抗氧化、降血糖血脂、生殖功能保护和改善等作用。目前有关枸杞多糖化学成分的分离、提纯、鉴定及药理学方面作用的研究正在逐渐深入，对于开发枸杞多糖功能性食品具有重要的意义。

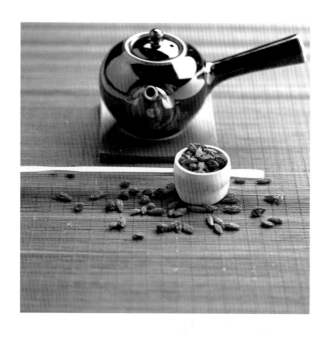

2. 黄酮多酚

天然黄酮类化合物大多以苷类状态存在，单糖、双糖、三糖和酰化糖是组成黄酮苷的糖类成分。黄酮类化合物有抗衰老、抗氧化、降血脂、增强机体免疫力、抗肿瘤等药用保健功能。枸杞中黄酮类化合物主要通过植物的光合作用产生。宁夏枸杞的果实、叶子、根皮中均含有丰富的黄酮多酚类化合物，其中主要包括黄酮醇类和黄酮苷类。

3. 枸杞色素

枸杞色素是枸杞中各种呈色物质的总称，呈棕红色、略带黄色的粉末状，主要成分为脂溶性类胡萝卜素类化合物，稳定性好，是重要的生物活性成分之一。枸杞色素具有抗疲劳、抗氧化、缓解衰老、抗肿瘤等作用，还具有预防癌症、心血管疾病和老年黄斑病变等重要的生物学功能。宁夏枸杞中类胡萝卜素含有量为 20.36 ～ 89.92mg/100g 鲜果，其中主要包括 β - 胡萝卜素、β - 隐黄质、玉米黄质及各种类胡萝卜素脂肪酸酯。

4. 甜菜碱

甜菜碱是存在于枸杞果实、叶片、果柄中的主要生物碱之一。枸杞中的生物碱类物质可以在一定程度上降低及抑制人体内的自由基氧化，而自由基正是导致衰老和肿瘤出现的主要因子。它具有良好的稳定性和消除自由基及抗氧化能力和一定的保肝活性，对人体具有抗脂肪肝、抗氧化、延缓衰老、增强免疫力等功效。甜菜碱能够抵抗胆汁酸引起的肝细胞凋亡，在多种肝脏疾病治疗中发挥功效。研究显示，相比苦参碱和氧化苦参碱，甜菜碱对部分细菌和真菌的体外抑制效果较好。甘肃酒泉、新疆乌苏、宁夏银川枸杞中甜菜碱含量分别为 1.21%、0.83% 和 0.65%。

5. 类胡萝卜素

类胡萝卜素占干枸杞的 0.03% ～ 0.50%，含量随着枸杞成熟而增加，枸杞中主要的类胡萝卜素是玉米黄质，来源于全果的种子中还含有玉米黄质（83%）、β-隐黄质（7%）、β-胡萝卜素（0.9%）和变异黄质（2.4%），以及一些还没有被明确鉴定的类胡萝卜。

6. 其他化合物

除以上几种主要成分外，宁夏枸杞中还含有许多其他化合物，如维生素、氨基酸、无机盐、酶类等。这些化合物同样具有显著的生物活性和一定的药用效果。宁夏枸杞中富含多种维生素，如维生素 B_1、维生素 B_2、维生素 E、维生素 C 等。鲜果维生素 C 的含有量约为 131.8μg/g，是胡萝卜中维生素 C 含有量的 2 倍，维生素 B_2 含有量为 1.28μg/g，是其他鲜果的 3 ～ 5 倍。宁夏枸杞果实和叶子中共含有 19 种氨基酸（其中包括 8 种必需氨基酸），总含有量为 10.98%。枸杞中还含有其他植物中罕见的氨基乙磺酸，其含有量高达 0.689%，具有促进代谢、改善肝功能和心脏功能的功效。

此外，宁夏枸杞含有大量矿物质元素，如钾、钠、钙、镁、锌、铁、锰、锶等。宁夏枸杞中还含有半纤维素、木质素和纤维素等粗纤维。宁夏枸杞干果中粗脂肪含有量为 8% ～ 12%，以不饱和脂肪酸为主。

二、枸杞叶

枸杞叶含甜菜碱、芸香苷、维生素C、β-谷甾醇、β-D-葡萄糖苷、硫胺素抑制物；干叶的热水浸出液中含肌苷、6-氧嘌呤、胞啶酸、尿苷酸、琥珀酸、焦谷氨酸、草酸及谷氨酸、天冬氨酸、脯氨酸、丝氨酸、酪氨酸、精氨酸等。

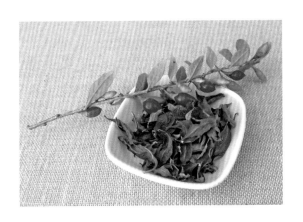

枸杞叶适宜泡茶饮，现在市场上已经有用精选地道宁夏初春枸杞鲜嫩芽制成的枸杞芽茶出售。枸杞芽中不但含有大量人体所必需的甜菜碱、胡萝卜素、维生素C，还富含18种氨基酸及钙、铁、锌、硒等多种矿物质元素。

枸杞芽茶不同于普通茶叶，不含咖啡碱、可可碱、茶叶碱等令人精神兴奋而导致失眠的物质，经常饮用可起到养精安神、调节睡眠的保健作用。尤其是枸杞芽茶中所含有的多酚类物质（如儿茶素），是普通绿茶的 3 倍，具有抗氧化、抗衰老、抗肿瘤、抗疲劳、调节血脂、调节血糖、提高免疫力及预防龋齿的作用，经常饮用能有效维护机体健康，延缓衰老。

科 普 小 知 识

枸杞芽茶泡茶方法

养生专家建议我们：取 1～2g 芽茶放入杯中，待沸水微凉、温度降至 80℃时冲泡，让水在杯中停留 10 秒，然后将水倒出，此法可洗去第一杯茶的苦涩；待茶水稍凉适口时，小口慢慢饮下；当茶冲泡 1～2 遍后可将茶叶嚼服。

三、枸杞根皮（地骨皮）

地骨皮的化学成分：甜菜碱、苦可胺、辛烷、枸杞环八肽、烯酸、枸杞酰胺、亚油酸、亚麻酸、蜂花酸、桂皮酸、柳杉酚、东莨菪素、β－谷甾醇葡萄糖苷等。地骨皮清热，凉血，治虚劳潮热盗汗、肺热咳喘、吐血、衄血、血淋、消渴、高血压、痈肿、恶疮。

四、枸杞苗

枸杞苗含甜菜碱、β-谷甾醇葡萄糖苷、鞣质、芸香苷、维生素 B_1、维生素 C、多种氨基酸，以及丁二酸、苹果酸等多种有机酸等。枸杞苗煎汤，煮食或炒食，可清热补虚，养肝明目，主治肝阴虚或肝热所致的目昏、夜盲、目赤涩痛、目生翳膜，以及虚烦发热、消渴口干及虚火牙痛。明代徐霞客写的《徐霞客游记》中载："春初，枸杞芽大如箸云，采于树，高二三丈而不结实，瀹以汤煮物其芽实之入口，微似有苦而带凉，旋有异味，非吾土所能望。"

科 普 小 知 识

————— 枸杞的传说——王母娘娘赐圣果 —————

相传远古时代，崇吾山上，一棵枸杞神树，其果实吸天地之灵气，纳日月之精华，十分神奇，被神农送往天界，成了仙界至宝。

王母要把枸杞神果返还人间，护佑苍生，造福百姓，于是化作乞丐老婆婆，下凡寻找传承人。她来到崇吾山下的卫宁平原，一路寻访，在清水河与黄河交汇处的山和桥，遇一年轻樵夫，观其善良，上前试探。樵夫怜其饥渴，忙递上水葫芦嘘寒问暖，并邀其到家中小住。王母随樵夫到家中，见其母双目失明，且家境贫寒，感其诚，遂授之以植药医病之术，以救苍生。

一日清晨，王母拿出手杖插于院中，并将耳坠挂于其上，一阵清风吹来，手杖变成一棵树，其上挂满了红果。樵夫之母吃下红果，累年失明之眼立愈，全家甚奇，遂找王母感谢，不见其人。

清风吹来，红果随风飘荡于卫宁山野戈壁、沟渠河畔，繁衍生息，开花结果。当地百姓采而食之，充饥强体，奉为"圣果"。此后，红果就有了"仙人杖""西王母杖""红耳坠"等雅称。

第三节　枸杞的药理活性

枸杞的现代药理活性研究内容丰富。

一、免疫调节活性

枸杞有调节人体免疫功能作用。枸杞能显著增强人体细胞和体液免疫反应，通过免疫调节增强人体细胞增殖能力，降低与过敏反应相关的抗体，抵抗病毒、病菌和癌细胞对人体的侵袭，使人健康长寿，因此在新型冠状病毒感染的防治中也发挥着重要作用。《中药大辞典》记载，枸杞有调节免疫、抗肿瘤、促进造血等药理作用。枸杞可增强人体免疫力。

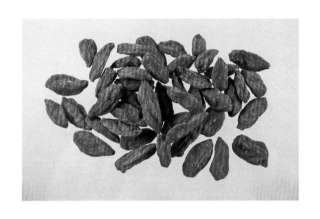

研发的以枸杞、山茱萸等药食两用中药为原料组合形成的组合物，可有效增强动物细胞免疫和体液免疫能力，降低高氧化态应激水平，促进T、B淋巴细胞增殖，抑制巨噬细胞分泌促炎细胞因子，从而达到增强免疫的效果，且组方药味全部为药食同源之品，安全性好，适宜于长期保健应用。

二、抗衰老活性

枸杞又名"却老"，有抗衰老功能。《神农本草经》认为："久服坚筋骨，轻身不老。"食用枸杞和枸杞多糖能减少自由基病毒对人体细胞的伤害，提高和改善人体免疫、生理、遗传等机能指标。枸杞和枸杞多糖，在促进和调节免疫功能、保护肝脏、延缓衰老等方面有药理作用。临床研究发现，无明显疾病的老年人，每天嚼服枸杞 50g，连续 10 天为 1 个疗程，疗程结束后抽血检查，可见 IgA、IgG和淋巴细胞转化率明显提高，反应有向年轻化逆转的倾向。

三、骨骼健康

研究发现，摄入枸杞多糖能提高雌激素，增加因卵巢切除后导致大鼠骨密度和含量降低的情况，可显著恢复雌性去卵巢骨质疏松雌性小鼠股骨中的矿物质含量和骨密度。枸杞可以调节骨骼肌重塑和能量代谢，在增强肌肉耐力、增加氧化型肌纤维比例、增加肌肉体重比、减少白色脂肪含量、增加能量产生和能量交换、促进线粒体生物合成、促进脂肪酸氧化和产热方面均起到模拟锻炼的效果。

南京中医药大学研究筛选形成了一种具有治疗骨质疏松作用的组合物，主要由天门冬氨基酸螯合钙、枸杞、淫羊藿和黄精的提取物组合制成。研究通过大量实验筛选得到的组合物，是钙元素补充剂与在中医药理论指导下的采用中药组合物配伍成氨基酸有机钙，配比科学新颖。实验结果表明，筛选形成的组合物能有效治疗骨质疏松，补肾壮骨，减缓骨的丢失，改善骨矿化，促进钙吸收，维持钙代谢平衡等，安全有效，可开发成防治骨质疏松的药物。

四、降血糖活性

枸杞有提高胰岛细胞的抗氧化能力，增加人体血清胰岛素含量，促进肝脏糖原合成，枸杞多糖明显增强受损胰岛细胞内超氧化物歧化酶的活性，提高了胰岛细胞的抗氧化能力，防止糖尿病或并发症发生。枸杞多糖有较好的降血糖作用，对四氧嘧啶导致的高血糖小鼠有保护作用，可明显对抗正常小鼠服用葡萄糖引起的血糖升高，其降血糖作用主要是通过促进膜岛 β 细胞释放胰岛素所产生。《新编中药志》记载："枸杞提取物显著持久地降低大鼠血糖，提高耐糖量。"

中国科学院生物物理研究所、中国中医科学院广安门医院，阐明了枸杞有效成分能改善 2 型糖尿病的分子机制，以枸杞为君药的中药制剂，主要针对糖耐量受损的 2 型糖尿病早期人群，具有显著的降糖效果，并能增强机体的葡萄糖耐受能力。

宁夏枸杞叶与药食同源药味组方经提取精制形成的提取物，可通过调节 SD 大鼠糖尿病模型肠道菌群结构、干预模型动物代谢网络，改善糖尿病引起的血糖、血脂异常，减轻肝、肾、胰腺损伤，且组方药味均为药食同源之品，可作为茶饮长期服用。

五、降血压活性

枸杞及其枸杞多糖在预防和治疗高血压方面有明显的效果。食用枸杞和枸杞多糖能抑制血管紧张素转化酶，通过抗氧化作用保护血管内皮完整，使血管内皮分泌与其相关因子达到生理平衡，维持血管张力，预防和治疗高血压。枸杞多糖可降低大鼠收缩期、舒张期血压，降低血浆及血管中丙二醛、内皮素含量，增加降钙素基因相关肽的释放，防止高血压形成。

六、降血脂活性

枸杞能调节人体脂类代谢，降低胆固醇含量，改善血清脂质水平，有效防治动脉粥样硬化，扩张冠状动脉，可显著降低冠心病的发病率。研究证明，枸杞能有效降低高脂血症大鼠血清中甘油三酯、总胆固醇含量，具有明显的降血脂功能，对预防心血管疾病具有积极作用。枸杞对老年男性高脂血症伴有性激素代谢障碍患者的治疗表明，其有较好的降脂作用和降低雌二醇的作用。

研发出的具有降血脂作用的枸杞籽油及原花青素组合物，由下列原料制成：枸杞籽油、原花青素、葡萄籽油、白果油、总丹参酮。实验结果表明，该组合物及其制剂能够安全有效地调节人体血脂、预防动脉硬化，软化血管，可广泛应用于高胆固醇或高甘油三酯引起的高血脂人群。

七、护眼健康活性

枸杞中的类胡萝卜素内含大量玉米黄质和玉米黄质二棕榈酸酯，具有抗氧化和吸收蓝光的特征，通过食用枸杞增加玉米黄质摄入量，可有助于预防老年性黄斑变性。枸杞多糖可有效治疗青光眼、老年性黄斑色变、视网膜色素变性和糖尿病视网膜病变等视觉相关的疾病。

研究发现，肝脏受到严重损伤时大量分泌的肿瘤坏死因子 a 和白介素会通过血脑屏障运送至大脑和眼睛，造成局部严重的组织损伤，从分子生物学角度初步解析了"清肝明目"的中医理论。专家深入研究了枸杞及主要单体抗酒精性肝病、非酒精性肝病、肝性脑病、视网膜疾病、抑郁症及神经元缺血性损伤效果和机制，为枸杞保肝明目功能产品研发提供了理论依据。

以枸杞、茯苓等药食两用中药为原料组方形成的一种抵御视网膜蓝光损伤的药食两用组合物，可有效抵御蓝光造成的视网膜损伤，增加视网膜米勒细胞内神经营养因子的表达，降低高氧化应激水平这·蓝光损伤导致视网膜损伤的最主要病理环节，从而达到抵御视网膜蓝光损伤的效果，且其安全性好，适宜于长期保健应用。

以枸杞、黄芪等药食两用中药为原料组合形成的组合物，可有效降低高氧化应激水平这一导致年龄相关性黄斑变性的最主要病理环节，增加视网膜米勒细胞内神经营养因子的表达，从而达到保护视网膜损伤的效果，且组方药味全部为药食同源之品，安全性好，适宜于长期保健应用。

精选宁夏枸杞籽经超 CO_2 临界提取枸杞籽油，可补充眼部肌肤所需的营养物质，击退色素沉着、淡退眼纹、修护受损肌肤，滋润舒缓眼部娇嫩肌肤。

八、枸杞的健脑作用

研究发现，枸杞多糖对神经内分泌网络起调节作用，使肝脏去甲肾上腺素含量下降至正常值的 40% ～ 50%，下丘脑的去甲肾上腺素、多巴胺及 5- 羟吲哚乙酸升高，血浆皮质酮水平降低。枸杞多糖对缺血性脑损伤有明显的保护作用，可减轻脑水肿，改善大脑功能状态。

中国中医科学院广安门医院，以枸杞为君药的中药制剂，滋补肝肾，清热除烦，安神助眠。其用于治疗肝肾不足、阴阳两虚所致消极、悲观、焦虑、失眠等症状，主要针对轻中度抑郁症人群，抗抑郁效果与盐酸氟西汀相似。

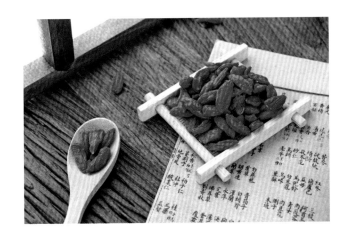

对枸杞多糖和寡糖有效成分结构研究和活性筛选，发现了枸杞抗阿尔茨海默症的有效成分，在此基础上开发以宁夏枸杞为主要成分的产品，能显著改善记忆力。

九、抗氧化活性

枸杞和枸杞多糖能有效提高人体细胞内超氧化物歧化酶、过氧化氢酶水平，清除自由基，降低脂褐素和过氧化脂含量，从而提高机体抵抗过氧化损伤能力。同时降低丙二醛、肌酸激酶活性，内源性脂质过氧化和过度运动引起的氧化应激等。

十、抗肿瘤活性

枸杞能提高人体免疫力，激活人体有益健康细胞，预

防癌症发生，在对癌症放、化疗时，增加细胞的耐受能力
而起到辅助治疗癌症的作用。研究证明，枸杞多糖通过联
合淋巴因子激活杀伤细胞、白细胞介素 –2 的免疫治疗法可
使多种癌症和恶性胸腔积液靶向消退。经验证，枸杞的抗
氧化能力是橙子的 12 倍，是苹果、胡萝卜等的 150 倍。

十一、抑菌活性

多年来，国内外科研人员研究论证，枸杞有抑菌的生
物活性。在枸杞、地骨皮中所含的生物有效成分对幽门螺
杆菌、白色念珠菌、金黄色葡萄球菌等 17 种细菌均有较强
的抑制作用。枸杞水提物对丝裂霉素诱发的微核具有拮抗
作用，枸杞具有明显抗诱变作用。在小白鼠日常饮食中添
加枸杞饲养四周后，发现可对葡聚糖硫酸钠诱导的结肠炎
产生明显的体内外抗炎作用。

十二、保肝护肝活性

枸杞多糖、甜菜碱等能显著提高肝脏的解毒能力，在
人体内抵抗脂质过氧化，促进脂肪代谢，抑制脂肪肝和炎
症，有保护肝脏的作用。《新编中药志》记载，枸杞可抑制
肝脏中脂质沉积和促进肝细胞新生，对肝脏脂质过氧化损
伤有明显保护作用，保肝与枸杞所含甜菜碱有关。

十三、抗辐射损伤活性

枸杞可减轻辐射对骨髓引起的抑制作用，可促进骨髓细胞增殖，刺激造血系统微循环，抵抗辐射对人体的损伤，枸杞多糖能缓解由于放疗引起的白细胞减少，增加外周淋巴细胞数，是防止电离辐射损伤免疫细胞的保护剂。枸杞多糖2（LBP2）能明显促进辐射损伤小鼠免疫功能的恢复，可使受照射的小鼠胸腺指数、脾细胞对 ConA 和 LPS 的增殖反应等均明显增强，表明其对放射病的治疗有重要意义。

十四、保护生殖系统活性

《中华本草》记载，枸杞可治疗男性不育症。枸杞对未成熟或成熟的小鼠，均有明显的促进子宫增重的作用。枸杞多糖可使睾丸损伤大鼠的血清性激素水平升高，增加睾丸、附睾的脏器系数，提高大鼠睾丸组织超氧化物歧化酶活性，降低丙二醛含量，使受损的睾丸组织恢复到接近正常，对生殖细胞具有明显的保护作用。枸杞煎服对子宫的收缩频率、张力、强度均有不同程度的加强。

十五、神经保护活性

枸杞能改善人的大脑记忆力，对人体神经分泌网络有调节作用，可显著改善和恢复因脑缺血、脑损伤引起的记忆力、视力、听力等下降问题。枸杞多糖可明显改善脑缺血再灌注小鼠的行为障碍及卒中症状，可显著提高再灌流小鼠脑缺血学习、记忆能力，并促进其学习和记忆能力的恢复。

十六、保护皮肤活性

食用枸杞或在皮肤表面涂抹枸杞籽油，能显著提高皮肤吸氧活力，促进皮肤增白或延缓衰老，还可恢复皮肤细胞生长增殖能力，减少表皮细胞炎症因子的分泌来减轻紫外线辐射引起的皮肤损伤。还有以黑果枸杞为原料，低温萃取其中活性成分花色苷，研发的花青素面膜，具有美白保湿及抗氧化功效。

十七、细胞保护活性

枸杞能促进人牙龈成纤维细胞在病牙牙根表面的附着和生长，导致病根表面细胞数量显著增加，分布更均匀，生长更旺盛。枸杞多糖对正常及衰老小鼠脾细胞具有直接促进增殖作用（体外），能迅速诱导脾细胞和腹腔巨噬细胞内的增加。

十八、改善造血功能

研究发现，人在服用枸杞后，白细胞总数与中性粒细胞绝对数均有明显增加。中性粒细胞在应激状态下数目增加，有利于完成白细胞的免疫功能。另有研究表明，枸杞可促进造血功能的恢复，因此，临床上可以考虑与化疗药物合用，预防和缓解白细胞减少症。

十九、抗疲劳耐缺氧

枸杞能够促进血液循环，防止动脉硬化、还可预防肝脏内脂肪的囤积；再加上枸杞所含有的各种维生素、必需氨基酸及亚麻油酸等，更可以促进体内的新陈代谢，能够发挥抗疲劳的作用。枸杞能显著增加小鼠肌糖原、肝糖原的储备量，降低小鼠剧烈运动后血尿素氮含量，加快运动后血尿素氮的清除速率。

二十、枸杞对抗铅的作用

研究发现，枸杞水煎剂能显著对抗铅，降低外周血 T 细胞数，抑制迟发型变态反应和降低抗体效价，表明枸杞对铅的免疫毒性有明显的拮抗作用。

科普小知识

红楼餐桌"枸杞芽儿"

《红楼梦》里有许多珍馐佳肴，普通的"油盐炒枸杞芽儿"也是其中之一。

第六十一回描写厨房风波的情节里。二姑娘迎春房里小丫头莲花儿，奉主子之命走进厨房说："司棋姐姐说了，要碗鸡蛋，炖的嫩嫩的。"厨房柳嫂子不愿意给做，说了一大堆不愿做的理由："前儿三姑娘和宝姑娘偶然商议了要吃个油盐炒枸杞芽儿来，现打发个姐儿拿着五百钱来给我，我倒笑起来了，说：二位姑娘就是大肚子弥勒佛，也吃不了五百钱的去。这三二十个钱的事，还预备的起。赶着我送回钱去，到底不收，说赏我打酒吃。"莲花儿回去向司棋添油加醋一说，导致了司棋大闹厨房。

明代徐光启《农政全书》云："枸杞头，生高丘，实为药饵出甘州，采春采夏还采秋，饥人饱食为珍斋。救饥，村人呼为甜菜头。"明代高濂《遵生八笺》云："枸杞嫩叶及苗头采取如上食法，可用以煮粥更妙。四时惟冬食子。"明代周履靖《茹草编》

曰:"枸杞头:昨有道士揖余言,厥惟灵卉可永年。紫芝瑶草不足贵,丘中枸杞生芊芊。摘以莹玉无瑕之手,濯以悬流瀑布之泉,但能细嚼辨深味,何以勾漏求神仙?春夏采嫩头,汤焯,盐醯拌食。"

第三章
枸杞加工及食用方法

第一节　枸杞的挑选

一、枸杞干果外观性状选择

　　打开一袋枸杞，铺到一张白纸上，仔细观察大小均匀、果实饱满、表面呈自然红色或暗红色，每粒果的整个颜色稍有自然差异。

　　宁夏枸杞呈长卵形或椭圆形，略扁，长 6 ～ 18mm，直径 3 ～ 8mm。表面鲜红色或暗红色，微有光泽，有不规则皱纹，顶端略尖，有小凸起状的花柱痕，基部有白色的果柄痕。果皮柔韧、皱缩；果肉厚，柔润而有黏性，肉有种子多枚。种子扁肾形，长 1.5 ～ 2mm，直径约 1mm。气微，味甜、微酸。以粒大、色红、肉厚、质柔润、子少、味甜者为佳。枸杞的标准水分小于13%，一般不结块。抓一把枸杞，用力捏紧有结块现象，自然抛向桌面，应有90%以上自然散开。将枸杞干果放入温水中，优质枸杞不会很快沉入水中，泡水显清淡、颗粒轻、易上浮，自然吸水，过几分钟后，才沉入水中。用手抓半把枸杞干果，送到鼻前闻闻，有一股自然清新的果香味，无异味。

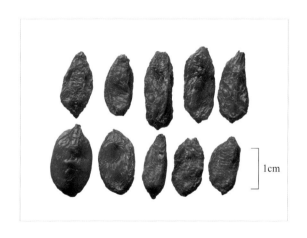

二、品口感选择

将1～2粒枸杞干果放入口中。嚼碎慢慢品味，入口略有苦味，后味甘甜。咀嚼会使唾液变红变黄。白矾泡过的枸杞咀嚼起来会有白矾的苦味；打过硫黄的枸杞，味道呈现酸、涩、苦感。

科普小知识

劣质枸杞的特点

用色素染过的枸杞特别怕水，用潮湿的手搓一搓，会出现掉色。白矾水泡过后，枸杞颗粒会更加饱满，在光的照射下，表面会有闪亮的晶点。硫黄烘烤过的枸杞呈深褐色，且枸杞表面有一层白霜。潮湿发霉的枸杞表面看上去有霉点。硫黄熏出来的枸杞，抓一把用双手捂一会，再放到鼻子底下闻一闻，多有刺鼻的味道。

宁夏枸杞的鉴别（民间谚语）

买紫不买红，买长不买圆。一捏二扔三就散，果脐白色果端尖。甜中回味带涩咸。

宁夏枸杞和区外枸杞最大的区别

宁夏枸杞区别于其他产区的主要特点：宁夏枸杞外观呈细长条纺锤形，果脐部有白点，颜色枣红色，果皮多皱纹，味微苦，余味甘，不易结块，在水里不易下沉，是《中华人民共和国药典》唯一入药枸杞。

枸杞干果划分标准

国家公布实施的 GB/T18672—2014 将枸杞分为特优、特级、甲级、乙级四个等级。

特优≤ 280 粒 /50g

特级≤ 370 粒 /50g

甲级≤ 580 粒 /50g

乙级≤ 900 粒 /50g

宁夏枸杞收入《药典》

中药学历来把中宁枸杞视为杞中上等品。国家中医药管理局将中宁定为全国唯一的药用枸杞基地，列入国家十大药材生产基地，是唯一载入《中国药典》的枸杞品种。

第二节 枸杞的储存

枸杞常被加工为半干状态，因此保质期有限，并视其储存条件而定。枸杞含糖较多，湿度在40%时，极易吸潮变油、发霉和虫蛀，而且其成分、色质也不稳定，极易变色。所以普通的贮藏方法很容易使其变质，下面为具体的贮藏方法可供选择：

1. 常温保存法

家庭少量保存，可采用常温保存。一般先将枸杞装于洗净、干燥的容器内，然后每千克枸杞喷入酒精30g，加严密封即可。也可分装成小包，置石灰坛内贮藏，防潮防虫。但这种方法不宜时间过长，时间过长会使枸杞过分干燥，变干缩小，甚至硬脆。

2. 冰箱冷藏法

将枸杞置于冰箱或其他的冷藏设备中，温度为 $0 \sim 4℃$ 保存。此法是简单、实用的储藏方法，在家里置于冰箱中就可以做到。

3. 酒精保存法

将枸杞用酒精喷洒均匀、搅拌，然后用无毒性的塑料袋装好，排出空气，封口存放，随用随取。此种方法可防止虫蛀，又可以使其色泽鲜艳如鲜品。

4. 塑料真空袋保存法

先在塑料袋中放入装有生石灰的小布袋，然后再装入去除杂质的枸杞，密封塑料袋口，抽出空气，置于阴凉处。应用此法，需要随时检查，防止漏气。另外，石灰不可过多，应视枸杞含水量和其他情况而定。

科 普 小 知 识

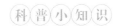

《本草纲目》精选

《本草纲目》对枸杞有大量的记载，精选以飨读者。

"今考《本经》止云枸杞，不指是根、茎、叶、子。《名医别录》乃增根大寒、子微寒字，似以枸杞为苗。而甄氏《药性论》乃云枸杞甘平，子、叶皆同，似以枸杞为根。寇氏《衍义》又以枸杞为梗皮。皆是臆说。按陶弘景言枸杞根实为服食家用。西河女子服枸杞法，根、茎、叶、花、实俱采用。则《本经》所列气味、主治，盖通根、苗、花、实而言，初无分别也，后世以枸杞为滋补药，地骨皮为退热药，始歧而二之。窃谓枸杞苗叶，味苦甘而气凉，根味甘淡气寒，子味甘气平，气味既殊，则功用当别，此后人发前人未到之处者也。"按刘禹锡《枸杞井》诗云：僧房药树依寒井，井有清泉药有灵。翠黛叶生笼石甃，殷红子熟照铜瓶。枝繁本是仙人杖，根老能成瑞犬形。上品功能甘露味，还知一勺可延龄。又《续仙传》云：朱孺子见溪侧二花犬，逐入于枸杞丛下。掘之得根，形如二犬。烹而食之，忽觉身轻。周密《浩然斋日抄》云：宋徽宗时，顺州筑城，得枸杞于土中，其形如獒状，驰献阙下，乃仙家所谓千岁枸杞，其形如犬者。据前数说，则枸杞之滋益不独子，而根亦不止于退热而已。但根、苗、子之气味稍殊，而主治亦未必无别。盖其苗乃天精，苦甘而凉，上焦心肺客热者宜之；

根乃地骨，甘淡而寒，下焦肝肾虚热者宜之。此皆三焦气分之药，所谓热淫于内，泻以甘寒也。至于子则甘平而润，性滋而补，不能退热，止能补肾润肺，生精益气。此乃平补之药，所谓精不足者，补之以味也。分而用之，则各有所主；兼而用之，则一举两得。世人但知用黄芩、黄连，苦寒以治上焦之火；黄柏、知母，苦寒以治下焦阴火。谓之补阴降火，久服致伤元气。而不知枸杞、地骨甘寒平补，使精气充而邪火自退之妙，惜哉！予尝以青蒿佐地骨退热，屡有殊功，人所未喻者。兵部尚书刘松石，讳天和，麻城人。所集《保寿堂方》载地仙丹云：昔有异人赤脚张，传此方于猗氏县一老人，服之寿百余，行走如飞，发白反黑，齿落更生，阳事强健。此药性平，常服能除邪热，明目轻身。春采枸杞叶（名天精草），夏采花（名长生草），秋采子（名枸杞子），冬采根（名地骨皮）。并阴干，用无灰酒浸一夜，晒露四十九昼夜，取日精月华气，待干为末，炼蜜丸如弹子大。每早晚各用一丸细嚼，以隔夜百沸汤下。此药采无刺味甜者，其有刺者服之无益。"

第三节　枸杞加工制品与食用

枸杞药食同源，寓药于食。千百年来，枸杞药性平和，被作为滋补保健品用于人们生活，如无特殊体质和疾病要求，可以少量长期服用。

一、枸杞干果

枸杞干果是将枸杞鲜果经自然晾晒或人工烘干到水分小于 13% 的天然果实。

二、枸杞鲜果汁（浆）

1. 枸杞原浆

枸杞原浆是以当天采摘的鲜枸杞为原料，经鼓泡清洗和淋洗后，对净果进行破碎、打浆、胶体磨细碎、护色、均质、杀菌和无菌灌装后所得的原浆。

2. 枸杞原汁

枸杞原汁是以当天采摘的鲜枸杞为原料，经鼓泡清洗和淋洗后，对净果进行破碎、榨汁、胶体磨细碎、护色、均质、杀菌和无菌灌装后所得的纯果汁。

3. 枸杞清汁

枸杞清汁是以当天采摘的鲜枸杞为原料，经鼓泡清洗和淋洗后，对净果进行破碎、榨汁、胶体磨细碎、护色、粗过滤、精过滤后，得到的不含果肉且清澈透明的纯果汁，然后采取杀菌和无菌灌装。

4. 枸杞浓缩汁

枸杞浓缩汁是将枸杞原汁或枸杞清汁利用真空减压浓缩设备，将果汁按照需求浓度浓缩后，杀菌和无菌罐装得到的果汁。

三、枸杞茶

枸杞茶是以枸杞果、柄、叶、花为原料，单独或辅以其他中草药花、果配制的养生保健饮品。经研究证实，产品中含有黄酮苷、香豆精苷、有机酸、甾醇、多酚、生物碱、多种维生素、18 种氨基酸，以及钙、磷、铁、锌、锂等 30 余种元素。枸杞茶能增强人体免疫力，对人体癌细胞有抑制作用，保肝，降低血糖。将传统的八宝茶的药食同源原料经过提取、浓缩而成的固体饮料，携带饮用方便、安全、卫生，在保持原有风味的基础上，提高了传统宁夏八宝茶食疗的效果，使传统的养生八宝茶焕发出新的生命力。

1. 枸杞果茶

果茶有杞果茶、杞味茶两类。杞果茶是将枸杞果经加工后，直接作为茶品，或与其他中草药花果、冰糖等配伍

而成的茶品。将果茶放入壶或杯中，然后注入开水，浸泡
2～3分钟后即可饮用。杞果茶在中宁民间有多种饮法，
常见的有枸杞大枣茶、杞子莲心茶、杞菊决明茶等。

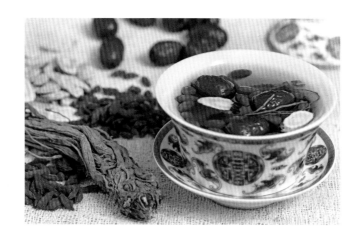

杞味茶是将枸杞与茶叶等饮品配伍，使茶水具有枸杞
风味。这在中宁是流行最广的一种茶道，常见的有二仙
（枸杞和茶叶为伍）、五宝、八宝等。例如宁夏回民迎接嘉
宾贵客时用的八宝茶等盖碗茶，一般属于杞味茶。

2. 枸杞果柄茶

枸杞果柄茶是将晾晒好的枸杞果柄收集起来，择净阴
干，按照饮用功能要求，单独或与其他中草药、花、果、
冰糖等伍配而成。饮用时一同放入壶或杯中，然后注入开
水，浸泡2～3分钟后即可饮用。常见的有杞菊果柄龙眼

茶、枸杞果柄枣茶等多类。

3. 枸杞叶茶

枸杞叶茶是以精选的枸杞嫩叶和芽尖为原料，水洗干净后，用杀青、揉捻、干燥等方法加工而成。

4. 无果枸杞芽茶

无果枸杞芽茶的生产工艺是采取树上 6 ～ 8cm 的嫩芽，按照一心二叶的标准，将多余的部位分离，经过清洗、杀青、揉捻、初烘、炒茶、提香、包装等生产工艺生产而成。

四、枸杞口服液

枸杞口服液是以枸杞为原料制成的一种口服液，有保健作用。研究表明，枸杞口服液含有多种必需氨基酸、维生素、蛋白质、糖类，以及微量元素锌、锰、硒、铬、锶、钴等。

五、枸杞酒

枸杞酒主要有传统浸泡枸杞酒和生物发酵酒。传统浸泡枸杞酒是在装有白酒的坛子里或瓶子中泡入适量枸杞鲜果或枸杞干果，再适当加甘草和红枣等进行密封保存。生物发酵枸杞酒是对原料预处置后加入活化酵母进行前发酵，然后经过压榨除去渣皮，再进行后发酵陈酿和精过滤制成的成品。

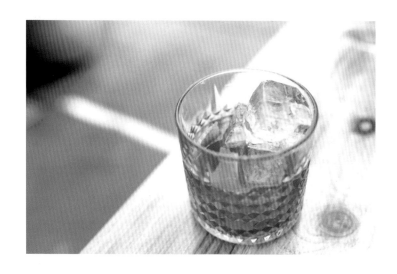

例如源于唐代著名医学家王冰《元和纪用经》的傅延年酒、源于宋代《太平圣惠方》的杞菊地黄酒、源于明代养生名著《摄生总要》的归杞龙眼酒、源于明代著名医家龚廷贤养生经典著作《寿世保元》的长生固本酒等，均可在遵循古方传统的基础上，结合现代工艺酿造，使口感柔和，回味悠长，更好地满足现代人口感和饮用习惯；同时最大限度保留了药材的有效成分，品质稳定，效用可靠。

六、枸杞膏

枸杞膏是以枸杞为主，按照膏方将枸杞和有关药材复配后生产而成。其工艺为选料、漂洗、浸泡、沥干、煎煮、浓缩、收膏、存放等。

枸杞膏从加工类别上来讲主要有清汁型膏和浊汁型膏；从产品使用方法上来讲，有内服膏和外用膏。

清汁型膏是按膏药配方将精选择净的枸杞及其他药材同置于药锅内，加水煎煮几次。再合并煎液、过滤、静置，取上清液浓缩为清膏，同时将其他辅料（如胶、糖等）也加热溶解、过滤，然后与清膏合并、混匀、浓缩即得。

浊汁型膏是按膏药配方将清洗择净的枸杞及其他药材研细，水煎几次，合并煎液，文火浓缩，然后加入其他辅料（如胶、蜜、粉等）煮沸收膏即得。

七、枸杞菜

枸杞菜是指以枸杞果或枸杞芽菜为原料加工的菜肴。例如以只开花不结果的无果新鲜枸杞芽菜为原料，经过手工拣选后，用开水焯后凉拌食用。目前有加工脱水枸杞芽菜和速冻枸杞芽菜等。

八、枸杞粉

目前，枸杞粉的加工方法不断提升。真空干燥枸杞粉是将枸杞鲜果或枸杞干果原料生产出枸杞乳浊液，杀菌后输入真空浓缩设备中进行浓缩。浓缩至60%～80%，再输入真空干燥罐内进行干燥。真空冷冻干燥是将枸杞鲜果或用水浸泡清洗后的枸杞干果预先快速冻结，并在真空状态下，将枸杞中的水分从固态升华成气态，再由解析干燥除去部分结合水，从而达到低温脱水干燥的目的。喷雾干燥是以枸杞原汁（浆）为原料，添加助干剂后进行胶体磨细碎和均质，通过机械作用，将均质后的物料分散成雾状的微粒，以此增大水分蒸发面积、加速干燥过程，然后使之与热空气接触，在瞬间将大部分水分除去，使物料中的固体物质干燥成粉末。可将枸杞冻干粉和其他营养成分加工调配成枸杞干粉复合养生产品，以提高枸杞的功效。例如将枸杞冷冻干燥超微粉碎，与L-精氨酸、L-瓜氨酸、d-核糖、维生素C等加工调配成的枸杞氨基酸，提高了一氧化氮在人体中作用时间和人体对氨基酸的利用率，具有修复损伤的血管内皮细胞、降低血脂、清除血液自由基、降血压、保护血管等作用。将枸杞冷冻干燥超微粉碎，与嗜酸乳杆菌、长双歧杆菌、L-谷氨酰胺、低聚半乳糖、低聚果糖、菊粉等按比例加工调配的养生复合粉，可以调理肠道菌群，通便，降血脂，提高人体免疫力。将枸杞冷冻干燥超微粉碎，与D-核糖、大豆多肽等按比例加工调配，可以促进局部缺血组织、局部缺氧组织的恢复，改善心脏缺血，增强肌体能量，缓解疲劳，提高人体免疫力。

九、枸杞籽油

枸杞籽油是一种营养价值和经济价值都很高的植物油，

广泛应用于食品添加剂、饮料营养补充剂、医药和化妆品等行业，需求量较大，已批量化生产，市场前景看好。

十、枸杞蜜

枸杞蜜有枸杞蜂蜜和枸杞花蜜两种加工方法。枸杞蜂蜜是在蜂蜜中加入了枸杞的有效成分，经过提炼，加工出的枸杞浓缩蜂蜜。枸杞花蜜是利用蜜蜂自采枸杞花粉酿得。

十一、枸杞养生奶

枸杞养生奶是在鲜牛奶中按照配方比例加入枸杞原浆后，得到的动、植物双倍营养，双倍活力的养生产品。

十二、枸杞饮料

枸杞饮料以枸杞为主要原料，配以白糖、胡萝卜、沙棘汁和柠檬酸等营养成分，具有较好的保健作用。有将枸杞果加工成粉状和白砂糖等主料与其他食品添加剂搅拌均匀过筛而成的枸杞固体饮料。也有将枸杞鲜果汁、枸杞复合果汁单独或加入辅料与其他果汁配伍，调配添加剂等复配后搅拌均匀、过滤、均质，进行无菌定量装瓶或装罐而成的液体枸杞饮料。还有以传统中医药配伍理论为指导，形成了以枸杞、甘草、菊花、决明子、桑叶为主料，以苹果、红枣、蜂蜜为辅料的特色配方体系，开发出的具有

"增强免疫力""缓解视疲劳"功效的天然植物营养饮料。

十三、枸杞糖果

枸杞糖果是以白砂糖、淀粉、糖浆、琼脂等为原料，加入枸杞粉或枸杞汁等添加剂，通过有关生产工艺精制而成。

十四、枸杞糖肽

枸杞糖肽是中国科学院上海有机化学研究所田庚元教授及其团队历经30多年研究的专利成果。产品功效有降糖，降低糖尿病合并症风险；保护视网膜神经元；杀伤癌症细胞活性；改善肝功、脂肪肝；降脂，清除氧自由基；神经保护，抗抑郁；提高机体免疫力；调节基础代谢率；抗衰老等。

十五、枸杞香醋

枸杞香醋是在传统制醋经验技术的基础上，添加了枸杞，配曲精酿，成功酿出的具有开胃健脾、补气安神、强壮人体机能等功能的枸杞香醋。

十六、枸杞罐头

有枸杞罐头及枸杞银耳罐头，可以经常食用，也可配制各种中西菜肴。

十七、枸杞精

以枸杞为主要原料，与大豆、蜂蜜、牛奶、蔗糖等配伍，用科学工艺制成的一种高蛋白、低脂肪的滋补食品。

十八、枸杞胶囊

枸杞硬壳胶囊主要是根据中药组方，以枸杞为主，与各种草药加工成细粉或将各种草药加水煎煮、过滤、浓缩制成稠膏，干燥粉碎过筛后装入胶囊硬壳中，然后直接装瓶或压板塑封包装。枸杞软胶囊以枸杞提取物为主要原料外加软皮，加工制作一次成型，然后直接装瓶或压板塑封包装。

十九、枸杞冰淇淋

枸杞冰淇淋既有手工冰淇淋的美妙口感，又浓缩了中宁枸杞的营养价值，使得它甜而不腻，丰富又清新，不仅能满足味蕾，还能美容养生、补充能量。

二十、其他枸杞产品

除此之外，还有枸杞挂面、枸杞啤酒、枸杞压片糖果、枸杞泡腾片，以及滋润洁面乳、保湿护肤水、柔珠精华素、滋润保湿乳、滋润保湿霜等枸杞养颜系列产品。

科普小知识

枸杞的服用

1. 枸杞的常规服用量

在《中国药典》中记载枸杞的用量在 6～12g，《中华本草》中记载 5～15g，当代膳食营养研究表明枸杞每日黄金服用量为 17g，颗粒饱满较大的优等枸杞，5～6 粒相当于 1g，一般健康的成年人每日服用 20g 以起到保健作用，如需起到治疗效果，每日可服用 30g。

2. 服食枸杞注意事项

（1）不宜过量使用，夏季和阴虚体质的人应酌情减量。

（2）感冒发烧时不宜使用。

（3）脾虚腹泻人群不宜使用。《本草经疏》曰："若病脾胃薄弱，时时泄泻者勿入。"《本草汇言》曰："如脾胃有寒痰冷癖，时作泄泻者勿入。"

3. 枸杞的四季服用

为了让枸杞的食疗功效更好地发挥，人们逐渐根据一年四季的变化，总结出与时令相宜的一套服用枸杞的方法。

春嚼：春季多吃枸杞，可以养肝排毒。直接嚼吃枸杞，对枸杞营养成分的吸收更加充分，更有利于发挥其保健效果。但嚼食时要注意，进食的数量不宜太多，否则容易滋补过度，反而不利。

秋汤：秋季空气干燥，人体需要润肺去燥，雪梨、川贝、百合、枸杞等煎汤可润肺化痰，去燥安神。

夏饮：夏季烈日炎炎，人们需要消暑解渴，夏季喝枸杞茶，以下午泡饮为佳，可以改善体质，利于睡眠。但要注意的是，枸杞泡茶不宜与绿茶搭配，适合与贡菊、金银花、胖大海和冰糖一起泡。

冬炖：冬季阴冷，人体要补肾壮元，可以用枸杞煮粥、炖汤等，会更利于身体健康。用枸杞煲汤可以和大枣、山药等搭配。

4. 枸杞的多样服用

随着现代科学技术的发展，枸杞被深加工成多种产品：枸杞果汁、枸杞咖啡、枸杞花蜜、枸杞酸奶等。在餐桌上，枸杞可以用来煲汤，还可以制作成各种菜品。

枸杞果汁一般不添加任何糖分、色素和调味品，只添加少许其他口味的果汁，以增强饮料的口感。

第四章

枸杞家用膳食养生

第一节 茶 饮

　　中国是世界茶饮的发源地，茶饮为我们的生活增添了无限的情趣，为人类的健康作出了巨大的贡献。世界上现存最早的药学专著《神农本草经》首次讲述了茶饮起源的传说："神农尝百草，一日而遇七十二毒，得茶而解。"中药代茶饮是指用中草药与茶叶配用，或以中草药（单味或复方）代茶冲泡、煎煮，然后像茶一样饮用。中药代茶饮为我国方剂的传统剂型，是在中医理、法、方、药理论原则指导下，选药与茶叶（或不含茶叶）合制而成，以达到养生保健作用。茶饮在我国历史悠久，讲究颇多。因其操作方便、营养丰富、易于操作，深受百姓欢迎。

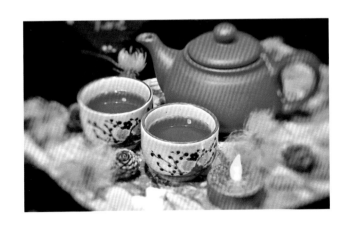

中药代茶饮以中医辨证论治为基础，在选用过程中，应选择更适合自身体质的便方。代茶饮量少多服，长期慢性调理身体。如果用于专业疾病防治，需要在中医专科医生的指导下选择使用。选方或服用不当，容易招致药源性疾病。宋代易被写的《和黄山谷琼芝诗韵》中载："千岁蟾蜍犹得仙，百年枸杞足延命。"古人将枸杞用来泡茶，如宋代白玉蟾写的《谢叶文思惠茶酒》中载："先将茶酿薰酒，却采枸杞烹茶。"明代完璞琦公写的《冬日过练川黄东溪隐居》中载："枸杞香浮茗碗，枇杷花气杂炉熏。"

1. 杞菊茶

【组成】枸杞 30g，菊花 10g。

【制法】沸水冲泡。

【用法】代茶饮，宜常服。

【功效】滋阴补肾，疏风清热，清肝明目。

【适用人群】眼睛干涩、视物不清者。

【药效分析】中医学认为，菊花味苦，能清热解毒，泻火平肝，与枸杞同用，可滋阴补肾，疏风清热，清肝明目。

【注意事项】脾胃虚弱的人不宜多食。

2. 枸杞枣茶

【组成】红枣、枸杞、乌龙茶、甜叶菊各适量。

【制法】将上述诸药捣烂，沸水冲泡。

【用法】代茶饮，宜常服。

【功效】补中益气，滋补肝肾。

【适用人群】适用于老年人、儿童、妇女及脑力劳动者。

【药效分析】中医学认为，红枣味甘，性温，能补中益气，养血安神。乌龙茶味甘，性平，归心、肺、胃经，能生津止渴，提神利尿。甜叶菊味甘，性平，归肺、胃经，具有生津止渴的功效。以上诸味药合用，具有补中益气、滋补肝肾之效。

【注意事项】无明显禁忌证，一般人群均可服用。

3. 八宝茶

【组成】枸杞、核桃仁、松子仁、柏子仁、葡萄干、甜杏仁、大枣、芝麻各等量。

【制法】将上述诸药洗净，充分混合均匀，装瓶备用。

【用法】使用时每日取适量冰糖放入茶杯中，开水浸泡后，饮服并嚼食诸药。

【功效】健脾益气，补益肝肾。

【适用人群】适用于病后体虚、羸瘦少气、心悸失眠、头晕眼花、口渴便秘、盗汗等症的人群。

【药效分析】桃仁含有丰富的营养素，每百克含蛋白质 15～20g，脂肪 60～70g，碳水化合物 10g，并含有人体必需的钙、磷、铁等多种微量元素和矿物质，以及胡萝卜素、核黄素等多种维生素，有健脑益智的作用。《本草经疏》中指出："松子味甘补血。血气充足，则五脏自润，发黑不饥，故能延年，轻身不老。"松子内含有大量的不饱和脂肪酸，常食松子，可以强身健体，特别对老年体弱、腰痛、便秘、眩晕、小儿生长发育迟缓均有补肾益气、养血润肠、滋补健身的作用。《本草纲目》曰："柏子仁，性平而不寒不燥，味甘而补，辛而能润，其气清香，能透心肾、益脾胃，盖上品药也，宜乎滋养之剂用之。"葡萄干口感好，味甜，具有多种抗氧化功效。甜杏仁具有止咳祛痰、润肺平喘、润肠通便之功，还具有增强记忆力、降低血脂等功效。大枣补气生血，缓和药性，佐以芝麻，共与枸杞相配，以达到补益肝肾之功。

【注意事项】脾虚泄泻及脘腹胀满者慎用。

4. 桑菊杞子茶

【组成】桑叶、菊花、枸杞各 10g，决明子 6g。

【制法】将上述诸药水煎取汁。

【用法】代茶饮，宜常服。

【功效】疏风清热，清肝明目。

【适用人群】适用于头目眩晕者。

【药效分析】中药桑叶善疏散风热，清肺润燥，平肝明目，凉血止血；菊花清热解毒，泻火平肝；决明子能清热明目，润肠通便。与枸杞同用，共奏滋阴补肾、疏风清热、清肝明目之效。

【注意事项】脾胃虚弱的人不宜多食。

5. 枸杞莲子心茶

【组成】枸杞 10g，莲子心 5g。

【制法】将上述诸药洗净，用开水冲泡饮服。

【用法】代茶饮，嚼食枸杞。

【功效】清心安神，补益肝肾。

【适用人群】适用于肝心两虚所致的头晕、目眩、心悸、失眠、多梦、面色萎黄等人群，对肾阴亏虚引起的视物昏花和夜盲症也有缓解作用。

【药效分析】莲子心具有清心安神、交通心肾、涩精止血之功，可清心火，平肝火，泄脾火，降肺火，消暑除烦，治目红肿（《本草再新》），搭配枸杞，减缓莲子心苦寒之性，增添滋补肝肾、益精明目之功。

【注意事项】寒性体质者慎用。

科普小知识

辨证论治

　　中医学认为，所谓辨证就是根据望、闻、问、切四诊所收集的资料，通过分析、综合，辨清疾病的病因、性质、部位，以及邪正之间的关系，概括、判断为某种性质的证。论治又称施治，是根据辨证的结果，确定相应的治疗方法。辨证和论治是诊治疾病过程中相互联系、不可分离的两部分。辨证是决定治疗的前提和依据，论治是治疗的手段和方法。通过论治的效果可以检验辨证的正确与否。辨证论治是认识疾病和解决疾病的过程，是理论与实践相结合的体现，是理法方药在临床上的具体运用，是指导中医临床工作的基本原则。

第二节　营养汤

"民以食为天，食以汤为先。"汤，是人们所吃的各种食物中最富营养、最易消化的品种之一。一般是指以水为传热介质，对各种烹饪原料经过煮、熬、炖、汆、蒸等加工工艺烹调而成的、多汁的、有滋有味的饮品。不仅味道鲜美可口，且营养成分多半已溶于水中，极易吸收。汤作为我国菜肴的一个重要组成部分，具有非常重要的作用。饭前喝汤，可湿润口腔和食道，刺激口胃以增进食欲；饭后喝汤，可爽口润喉，有助于消化。中医学认为，汤能健脾开胃、利咽润喉、温中散寒、补益强身。汤还在预防、养生、保健、治疗、美容等诸多方面对人体的健康起到非常重要的作用。

1. 杞子鸡蛋汤

【组成】枸杞 30g，鸡蛋 2 个，大枣 6～8 枚。

【制法】鸡蛋、大枣洗净，与枸杞加水同煮，待鸡蛋内定形后，取出鸡蛋，剥去蛋壳，再放回锅煮至蛋熟。食蛋喝汤。

【用法】每日适量饮服。

【功效】补气养血，温肾益精。

【适用人群】适宜气血虚弱人群。

【药效分析】中医学认为，鸡蛋有养心安神、滋阴润燥、养血安胎之功；大枣补中益气，养血安神。与枸杞共用，共奏养肝肾、益精血、补气血之效。

【注意事项】一般人群均可食用。尤适宜发育期婴幼儿。但是，高热、腹泻、肝炎、肾炎、胆囊炎、冠心病患者忌食；高胆固醇人群少食。

2. 枸杞排骨汤

【组成】猪排骨 500g，枸杞 25g，生地黄 15g。

【制法】枸杞洗净，控干水分。猪排骨洗净，切段备用。将枸杞、生地黄放入砂锅内，加入适量清水煎取药汁，去渣，放入猪排段，置火上煨炖至猪排熟烂，加入葱花、盐、酱油、味精调味即成。

【用法】适量服食。

【功效】补肝益肾，强筋健骨，祛风明目。

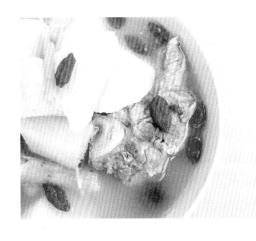

【适用人群】老少咸宜。

【药效分析】中医学认为，猪排骨有壮腰膝、益力气、补虚弱、强筋骨等功效；生地黄味甘，性寒，归心、肝、肾经，具有清热凉血、养阴生津之功；枸杞补肝益肾。以上几味共同煲汤，则可补肝益肾，强筋健骨，祛风明目。

3. 枸杞二羊汤

【组成】枸杞、淫羊藿各 10g，羊肉 1500g，调味品适当。

【制法】将淫羊藿布包，羊肉洗净切块，与枸杞并入一锅，加清水适量，煮熟即成。

【用法】食肉喝汤。

【功效】补肾壮阳，生精益髓。

【适用人群】适用于阳痿遗精、筋骨痿软、风湿痹病、麻木拘挛、更年期高血压症及骨质疏松等。

【药效分析】中医学认为，淫羊藿具有补肾壮阳、祛风除湿之功。羊肉性甘、温，益气补虚，温中暖下，治虚劳赢瘦，腰膝酸软，产后虚冷，腹痛，寒疝，中虚反胃。与枸杞三者共用，则可补肾壮阳，生精益髓。

【注意事项】肝病患者、热性体质及炎性患者禁服；孕妇适量服用，不可与醋、茶、南瓜、西瓜、豆酱同食。

4. 银杞明目汤

【组成】银耳 25g，枸杞 25g，冰糖 30g。

【制法】银耳用热水泡发，去除硬的黄色根蒂部分，撕成小朵。枸杞洗净，控干水分。将银耳放入锅内，加水熬煮 30 分钟后加入枸杞，用文火熬煮至黏稠状，加冰糖调匀，煮至冰糖溶化即成。

【用法】隔日适量服用。

【功效】养肝明目，养阴润肺，益气生津。

【适用人群】适宜视物模糊、头晕目眩、耳鸣、腰膝酸软等人群。

【药效分析】现代研究发现，银耳中的蛋白质、脂肪、碳水化合物、钙、磷、铁等营养物质丰富，具有清热健胃、增加免疫力、美容祛斑、减肥、增加耐受力等作用，与枸杞、冰糖同服，则可养肝明目，养阴润肺，益气生津。

【注意事项】出血患者、阴虚胃寒者不宜吃银耳；不可与菠菜、萝卜同食。

5. 枸杞清火老鸭汤

【组成】冬瓜 300g，土鸭 400g，火腿 15g，干贝 15g，莲子 10g，枸杞 30g，盐、葱段、姜块、醋、料酒各适量。

【制法】将鸭子洗净，切块，放入清水中，加少许醋浸泡 2 小时。冬瓜洗净，去瓤，切成大块。莲子洗净，去心。火腿切丝。枸杞洗净。鸭肉温水下锅汆烫，开锅后将鸭肉捞出。将鸭肉放入砂锅中，再依次加入火腿丝、干贝、葱段、姜块、莲子、枸杞，调入少许盐，煲 1 小时后加入冬瓜块再煲 30 分钟，出锅前烹入料酒即可。

【用法】代餐服用。

【功效】清心祛火，滋阴润燥，滋补肝肾，养心安神。

【适用人群】适宜体质虚弱，食欲不振，自觉发热，大便干燥和水肿的人。

【药效分析】中医学认为，鸭肉性味甘、寒，有养胃、补肾、消水肿、止咳化痰等作用；干贝具有滋阴、补肾、调中、下气、利五脏之功；莲子具有清心醒脾、补脾止泻、养心安神、益肾涩精止带、滋补元气等作用，与枸杞同用，可达清心祛火、滋阴润燥之功用。

【注意事项】对于素体虚寒或受凉引起的不思饮食、胃部冷痛、腹泻、腰痛、寒性痛经、肥胖、动脉硬化、慢性肠炎应少食；感冒患者不宜食用。

科 普 小 知 识

枸杞诗句欣赏

恶树

杜甫（712—770）

独绕虚斋径，常持小斧柯。

幽阴成颇杂，恶木剪还多。

枸杞因吾有，鸡栖奈汝何。

方知不材者，生长漫婆娑。

第三节　养生粥

粥是一种由稻米、小米或者玉米、豆类等粮食熬煮成的稠糊状食物。粥，既是中国的"招牌饮食"，也是享誉世界的"第一补品"。中国的粥在4000多年前主要为食用，2500多年前始作药用。《周书》载："黄帝始烹谷为粥。"《本草纲目》载："每晨起，食粥一大碗。空腹胃虚，谷气便作，所补不细，又极柔腻，与肠胃相得，最为饮食之良。"《史记》扁鹊仓公列传载有西汉名医淳于意（仓公）用"火齐粥"治齐王病；汉代医圣张仲景《伤寒论》述"桂枝汤，服已须臾，啜热稀粥一升余，以助药力"便是有力例证。

进入中古时期，粥的功能更是将"食用""药用"高度融合，进入了带有人文色彩的"养生"层次。宋代苏东坡有书帖曰："夜饥甚，吴子野劝食白粥，云能推陈致新，利膈益胃。粥既快美，粥后一觉，妙不可言。"南宋著名诗人陆游也极力推荐食粥养生，认为能延年益寿，曾作《粥食》诗一首："世人个个学长年，不悟长年在目前，我得宛丘平易法，只将食粥致神仙。"从而将世人对粥的认识提高到了一个新的境界。可见，粥与中国人的关系，正像粥本身一样，稠黏绵密，相濡以沫；粥作为一种传统食品，在中国人心中的地位更是超过了世界上任何一个民族。古人将枸

杞用来做羹，如唐代寒山写的《诗三百三首》中载："暖腹
茱萸酒，空心枸杞羹。"宋代周文璞写的《既离洞霄遇雨却
寄道友》中载："重来只要斋盏饭，副以常堂枸杞羹。"宋
代陆游写的《玉笈斋书事》中载："雪霁茆堂钟磬清，晨斋
枸杞一杯羹。"

千百年来，粥类由于操作简单、易于搭配、食用方便、
营养丰富等优点，深受人们喜爱，并产生许多口感、色泽、
营养、药效不同的粥类。

1. 枸杞粥（《本草纲目》）

【组成】枸杞 20g，糯米 50g，水 500mL。

【制法】将上述诸味加水置砂锅内，用小火烧至汤稠有
油出现，停火闷 5 分钟即可。

【用法】当主食食用，宜常食之。

【功效】滋补肝肾，益精明目。

【适用人群】适宜于脾胃虚弱、头晕目眩、视力减退、
腰膝酸软等症的人群食用。

【药效分析】枸杞滋补肝肾、明目、润肺；糯米可滋补
强身、养胃健脾。二者同用，可滋补肝肾，益精明目。

【注意事项】身体燥热的人群少食。

2. 枸杞小米粥

【组成】枸杞 10g，小米 100g。

【制法】将小米淘净，和枸杞一并入锅，加清水适量，

大火烧开后转小火煮成粥即可。

【用法】当主食食用，宜常食之。

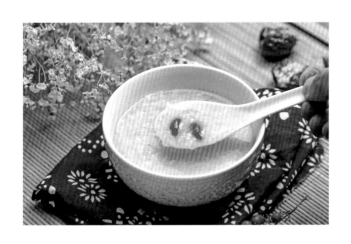

【功效】补肾益血，健脾养胃，养阴明目。

【适用人群】适宜贫血，气血两虚，消化不良，食欲不振者。

【药效分析】中医学认为，小米味甘咸，性凉，入肾、脾、胃经，具有调养身体、促进消化、滋阴、健脾的功效。与枸杞同用，可补肾益血，健脾养胃，养阴明目。

3. 菠菜枸杞粥

【组成】菠菜 100g，枸杞 15g，粳米 100g。

【制法】先将菠菜拣净，连根洗净，入沸水锅中焯一下，捞出，切成小碎段，盛入碗内备用。将粳米、枸杞淘洗干净，放入砂锅，加水适量，大火煮沸后，用小火煨煮1小时。待米酥烂，调入菠菜小碎段，拌和均匀，加精盐、味精，再煮至沸，淋入香油，拌均匀即成。

【用法】当主食食用，宜常食之。

【功效】滋阴养肾，补血健脾。

【适用人群】适宜大便涩滞、口渴多饮等症状或幼儿生长期及中老年贫血患者。

【药效分析】中医学认为，菠菜味甘、性凉，具有养血止血、敛阴润燥之功。粳米性平、味甘，具有健脾养胃、止渴除烦、固肠止泻之功。配以枸杞三者同用，共奏滋阴补肾、补血健脾之效。

【注意事项】肾炎、肾结石、腹泻者忌食。

4. 杞子益肾补脑粥

【组成】芝麻、枸杞、核桃仁、葡萄干、蜂蜜、粳米各适量。

【制法】将上述诸味洗净，加水共煮成粥。

【用法】当主食食用，宜常食之。

【功效】补肾健脑。

【适用人群】适宜具有腰酸腿痛、肾虚肺寒、哮喘咳嗽、小便频繁、便秘郁结等症状的人群。

【药效分析】中医学认为，芝麻能补肝、益肾、润肠、通乳、养发、强身体、抗衰老。核桃仁有补肾养肾、补血益气、润肠通便、强身健体之功。蜂蜜具有补中气、润燥、止痛、解毒之功。现代研究发现，核桃仁中的不饱和脂肪酸具有保护大脑的作用，葡萄干中含有丰富的铁元素，具有抗氧化、缓解疲劳、改善贫血的作用。以上同用，共奏补肾健脑之效。

【注意事项】患有慢性肠炎、腹泻便溏者忌食。

5. 枸杞黄花菜粥

【组成】枸杞 10g，黄花菜 10g，大米 100g，调味品适量。

【制法】将黄花菜发开、切细，大米淘净，放入锅中，加清水适量煮沸，待沸后加入枸杞、黄花菜、调味品煮熟即成。

【用法】当主食食用，宜常食之。

【功效】养血安神，通络下乳。

【适用人群】适宜疲乏心烦、失眠健忘、乳汁不下、注意力不集中等症的人群，可作为病后或产后的调补品。

【药效分析】黄花菜的花有健胃、通乳、补血的功效，哺乳期妇女乳汁分泌不足者食之，可起到通乳下奶的作用；根有利尿、消肿的功效，可用于治疗浮肿、小便不利；叶有安神的作用，能治疗神经衰弱、心烦不眠、体虚浮肿等症。与枸杞、大米同用，可养血安神，通络下乳，利尿消肿。

【注意事项】胃肠不好、痰多、哮喘患者忌食。不可与鹅肉、兔肉、驴肉、柿子、甲鱼、鲤鱼、豆浆、茶等一同食用。

科普小知识

枸杞知县黄恩锡

相传，清乾隆二十五年间（1756年），年仅26岁的黄恩锡就任中卫（中宁）知县。某年六月，到舟塔乡乡间察访民情。

一老者在枸杞园里垂头抽烟，闷闷不乐。黄问老者何故。老者说今年茨长势好，可天不下雨。天旱使茨掉叶子，发生虫害。

黄恩锡令人向枸杞园里灌水，用水洗茨，用水洗过后茨树不掉叶了，长势很好。黄恩锡令众用旱烟杆熬水喷洒于茨树，结果枸杞树上的虫害被旱烟水杀死。从此枸杞知县黄恩锡的故事被百姓传为佳话。

枸杞诗句欣赏

竹枝词

黄恩锡

六月杞园树树红，宁安药果擅寰中。

千钱一斗矜时价，绝胜痩田岁早丰。

亲串相遗各用情，年年果实喜秋成。

永康酒枣连瓶送，蒸枣枣园夙擅名。

第四节　米面食

米和面组成我国南方和北方人们的主要食材。千百年来，人们根据营养成分和特性，做成形式多样、内容丰富、口感各异的食品。

大米又称稻米、粳米，性平，味甘，归脾、胃经，有补中益气、健脾养胃、除烦渴、止泻痢的功效。《本草纲目》曰："粳稻六七月收者为早粳，止可充食；八九月收者为迟粳；十月收者为晚粳。北方气寒，粳性多凉，八九月收者，即可入药；南方气热，粳性多温，惟十月晚稻气凉，乃可入药。""粳米粥：利小便，止烦渴，养肠胃。""炒米汤：益胃除湿。"

小米又名粟米，它清香甘甜，色金黄酥糯。我国北方地区喜食小米粥，是因为它既可口又富于营养。在每百克小米中含蛋白质9.7g，脂肪3.5g，淀粉72～76g，钙29mg，磷240mg，铁4.7～7.8mg。跟南方地区喜食的大米相比，小米不仅产生的热量高，而且铁、胡萝卜素、维生素 B_1、维生素 B_2 的含量均高于大米。中医学认为，小米性味甘咸、微寒，具有和中健脾除热、益肾气补虚损、利尿消肿的作用。而用小米制成的锅巴（以焦厚不糊者为佳）性味甘平，功能补气健脾，消积止泻。用小米糠制成的小米糠油又有祛风、杀虫、止痒、收敛的功效。

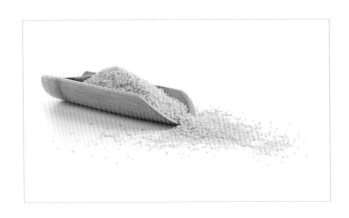

　　黄米又称糜子、夏小米、秫米，比小米稍大，颜色淡黄。性微寒，味甘，归肺、胃、大肠经，具有益阴、利肺、利大肠的功效。李时珍在《本草纲目》中记载："秫者，肺之谷也，肺病宜食之。故能祛寒热，利大肠。大肠者肺之合，而肺病多作皮寒热也。《千金》治肺痿方用之，取此义也。《灵枢经》岐伯治阳盛阴虚，夜不得瞑，半夏汤中用之，取其益阴气而利大肠也。大肠利则阳不盛矣。"

　　米和面也是药食同源的食材，科学合理选择食用，经济便捷地给百姓带来健康和美味。

1. 杞子八宝饭

【组成】枸杞 30g，糯米 500g，薏米、白扁豆、莲子（去心）、核桃仁、龙眼肉各 50g，糖青梅 25g，红枣 20 个，白糖 100g，胡麻油适量。

【制法】枸杞、薏米、白扁豆、莲子同放大碗中，加适量温水浸泡 4 小时，洗净，倒入锅中煮熟备用。红枣洗净，去核，用清水泡发。核桃仁放入净锅中干炒熟。糯米淘洗净，放盆中，加清水浸泡 4 小时后隔水蒸熟备用。取大碗，内壁涂抹胡麻油，碗底摆好糖青梅、枸杞、龙眼肉、红枣、核桃仁、莲子、白扁豆、薏米，最后放入熟糯米饭，再上蒸锅蒸 15 ～ 20 分钟后取出，倒扣在大圆盘中。净炒锅中放入白糖和少许水，熬成糖汁，浇在八宝饭上即可。

【用法】代餐服用。

【功效】健脾养胃，滋阴益肾，疏肝安神。

【适用人群】适用于年老体弱、纳差食少、消渴、精神欠佳、大便稀溏、慢性咳嗽、失眠易惊等症的人群。

【药效分析】中医学认为，枸杞可滋补肝肾，明目，润肺；薏苡仁可健脾，补肺，清热，利湿；糯米、白扁豆可补中益气、健脾养胃；莲子可养心安神；核桃仁可补肾通脑；龙眼可补心健脾；糖青梅可生津止渴；红枣可补脾和胃、益气生津、养血安神；白糖可润肺生津、补中益气、清热燥湿、化痰止咳。以上诸味同服，则具有健脾养胃、滋阴益肾、疏肝安神之效。

【注意事项】湿盛或脘腹胀满者忌食；糖尿病、湿热重、舌苔黄的人不宜食用。

【按语】本品色、香、味、形俱佳，在八宝饭基础上加用宁夏枸杞，增强了补肾养肝的作用。从临床观察得知，本品包括莲子肉、核桃肉、龙眼肉、红枣、薏米、白扁豆等果品类，有较好的健脾益肺（即培土生金）作用。由于本品所含维生素、无机盐、碳水化合物、植物性脂肪（一般为不饱和脂肪酸）较多，故也有较高的营养价值。

2. 枸杞桑椹米饭

【组成】粳米 80g，枸杞 30g，干桑椹 30g，白砂糖 20g。

【制法】将桑椹、枸杞、粳米分别淘洗干净，控干水分。上述原料一同放入锅中，加入适量清水，放入白糖，大火烧开后改文火焖煮成米饭即可。

【用法】代餐服用。

【功效】滋阴补肾。

【适用人群】适宜老年骨质疏松症，症见腰膝酸软或酸痛，或有骨折、形体消瘦、筋脉拘急、爪甲枯脆、视物昏花等患者食用。

【药效分析】中医学认为，桑椹具有滋阴补血、生津润燥之功。糯米具有补中益气、健脾养胃、止虚汗、解毒之功。诸味同用，共奏滋阴补肾之功。

【注意事项】凡湿热痰火偏盛之人忌食；发热、咳嗽痰黄、黄疸、腹胀之人忌食；糖尿病患者、脾胃虚弱的老人、小孩慎食。

3. 参枣杞子饭

【组成】党参 10g，红枣 20 个，枸杞 15g，糯米 250g，白糖 50g。

【制法】党参洗净，切小段。红枣、枸杞洗净，控干。将党参、红枣、枸杞放入锅内，加适量水泡发后煎煮半小时，滗出药汁备用。糯米淘洗净，放入大碗中，加适量水，蒸熟后扣在盘中，把红枣、枸杞摆在上面。另取净锅，放入药汁、白糖，用文火煎浓，浇在糯米饭上即可。

【用法】佐餐或代点心食用，分 2～3 次吃完，将糯米饭连同红枣、枸杞、党参一起服用。

【功效】健脾胃，补气血，强身健体。

【适用人群】适用于脾胃虚弱，气血两亏，体倦无力，食少，口渴，久泻，脱肛等气虚人群。

【药效分析】中医学认为，党参性平，味甘，归脾、肺经，具有补中益气、生津、健脾益肺之功。枸杞可滋补肝肾，明目，润肺；糯米可补中益气、健脾养胃；红枣可补脾和胃安神；白糖可润肺生津。诸味同服，则适用于日常养生。

【注意事项】不宜与藜芦同用。实证、热证者禁服。

4. 枸杞龙眼面条

【组成】生面条 100g，枸杞 30g，龙眼肉 30g。

【制法】枸杞、龙眼肉分别洗净入锅，加适量水煮沸后再煮 3～5 分钟，加味精、盐、酱油、胡麻油调味，盛入大碗中。锅中重新加水烧开，放入面条煮熟，捞入盛枸杞龙眼汤的碗中，撒入葱花、姜末拌匀即可。

【用法】代餐服用。

【功效】健脾益肾，补虚安神。

【适用人群】适宜中老年人肾阳肾气不足人群。

【药效分析】中医学认为，龙眼肉可补益心脾，养血安神。现代研究发现，枸杞治疗肾虚各症及肝肾疾病疗效较佳，能显著提高人体中血浆睾酮素含量，达到强身壮阳之功效，并对于性功能减退有明显的疗效。二者同服，共奏健脾益肾、补虚安神之效。

【注意事项】热性体质、阴虚火旺的人群忌服。

5. 猪肉枸杞山药面

【组成】猪肉、山药粉、白面粉各100g，枸杞10g。

【制法】猪肉洗净切片，加酱油、淀粉、料酒入味上浆备用。将山药粉、面粉混匀，加适量清水揉成面团，擀开切成面片。汤锅中放清水煮沸，下入猪肉、枸杞共煮至肉熟，放入面片煮熟，放加盐、味精调味，撒入葱末、姜末即可，也可根据喜好放入少许青菜。

【用法】代餐服用。

【功效】补益肝肾，健脾养胃。

【适用人群】适用于脾虚食少、大便溏泄、阴虚不足、头晕、营养不良者食用。

【药效分析】中医学认为，猪肉味甘咸、性平，入脾、胃、肾经，具有补虚、滋阴、养血、润燥的功效。山药味甘、性平，入肺、脾、肾经，具有健脾胃、补肺气、益肾精、滋养强壮之功。枸杞滋补肝肾，益精明目。诸味与面同食，则可补益肝肾，健脾养胃。

【注意事项】肥胖、血脂较高、高血压者少食；外感患者不宜食。

科普小知识

《西游记》中的枸杞芽

明代神魔小说《西游记》的作者吴承恩是江南人，小说中居然也出现了"枸杞头"这道菜。书中第八十六回描写孙悟空从隐雾山折岳连环洞里救出一个樵夫，樵夫为感谢设"野菜宴"款待唐僧师徒。宴席的菜单上有："但见那嫩焯黄花菜，酸齑白鼓丁。浮蔷马齿苋，江荠雁肠英。烂煮马蓝头，白熝狗脚迹。猫耳朵，野落荜，灰条熟烂能中吃；剪刀股，牛塘利，倒灌窝螺操帚荠。碎米荠，莴菜荠，几品青香又滑腻。油炒乌英花，菱科甚可夸；蒲根菜并茭儿菜，四般近水实清华。羊耳秃，枸杞头，加上乌蓝不用油。几般野菜一餐饭，樵子虔心为谢酬。"枸杞头就是指枸杞芽。

第五节　养生酒

　　药酒，即中医药常用剂型——酒剂的别称，在数千年的中医药史中，它有着悠久的历史和广泛的应用。在使用甲骨文的时期，酒就已经和医疗活动有了密切的联系。文献记载，酒具有通经活络、振奋精神、祛瘀散寒、消毒杀菌、通血脉、行药势的作用。因此在古代长期的医疗活动中，饮酒治病比较普遍。到后来，人们不局限于单纯用酒治病，而是借助其溶媒性，将药物浸泡在酒中，因而发明了酒剂，也就是药酒。随着科学技术的发展和中医理论的完善创新，药酒的种类增多，应用范围也进一步扩大，从治疗疾病、强身健体到养身延年，都可以看到药酒的踪影。但要注意，药酒也是药物，不同的药物配伍适应不同的病症，也有寒热温凉的偏性，不可大量长期服用，当中病即止。明代李时珍编写的《本草纲目》中提到了枸杞酒，认为枸杞酒"补虚弱，益精气，去冷风，壮阳道，止目泪，健腰脚"。明代宋濂、王祎主编的《元史》中，提到一个叫察罕的大臣，当时的皇上元仁宗很欣赏他："帝尝赐枸杞酒，曰：以益卿寿。"

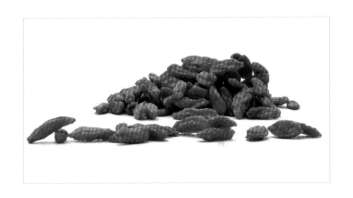

1. 五子酒

【组成】枸杞 100g，菟丝子、女贞子、覆盆子、五味子各 50g，白酒 2500mL。

【制法】将上述诸药捣碎，装渗透纱布袋中，置容器中加入白酒，密封，浸泡 15 天后即可。

【用法】每日 1 次，每次服 10～30mL，或随量饮用。

【功效】益精气，抗衰老。

【适用人群】适于肝肾亏虚、遗精早泄、腰膝酸软、未老先衰等症状的人群。

【药效分析】本方引自《药酒汇编》。中医学认为，菟丝子归肝、肾、脾经，具有滋补肝肾、固精缩尿、安胎、明目、止泻之功。女贞子入肾经，具有黑须乌发、壮筋强力、安五脏、补中气之功。覆盆子入肝、肾二经，温补肾阳，治痿软。五味子归肺、心、肾经，具有收敛固涩、益气生津、补肾宁心之功。枸杞具有滋补肝肾、益精明目之功。以上五味共泡酒，则可益精气，抗衰老。

【注意事项】此酒不宜长期饮服，病愈则止。

2. 人参枸杞酒

【组成】人参 3g，枸杞 35g，熟地黄 10g，冰糖 40g，白酒 1000g。

【制法】人参、枸杞用纱布袋装上扎口备用，冰糖放入锅中。用适量水加热溶化至沸，炼至色黄时，趁热用纱布过滤去滓备用。白酒装入酒坛内，将装有人参、枸杞的布袋放入酒中，加盖密闭浸泡 10 ～ 15 天，每日搅拌 1 次，泡至药味尽淡，用细布滤除沉淀，加入冰糖搅匀，再静置过滤，澄明即成。

【用法】每日取 10 ～ 30mL 饮用，或根据自身情况适量饮用。

【功效】补肝肾，益精血，补气活血。

【适用人群】适用于病后体虚、贫血、营养不良、神经衰弱、糖尿病等人群。

【药效分析】中医学认为，人参性温，归脾、肺、心经，功宜大补元气，复脉固脱，补脾益肺，生津止渴，安神益智。熟地黄归肝、肾经，功宜养血滋阴，补精益髓。与枸杞共同泡酒用，则可行补肝肾、益精血、补气活血之功。

【注意事项】体质壮实、热性患者、高血压、糖尿病、干燥综合征患者、初生婴幼儿、服用中药藜芦之人忌食。不宜与山楂、萝卜及茶饮同食。

3. 沙苑杞菊酒

【组成】枸杞60g，山茱萸30g，沙苑子30g，菊花60g，生地黄30g，白酒1500mL。

【制法】将上述药材研碎，装入纱布袋内，放入干净的器皿中；倒入白酒浸泡，密封；7日后开启，去掉药袋，澄清后即可饮用。

【用法】每次10～20mL，每日2次，将酒温热空腹服用。

【功效】补肝肾，明目。主治腰膝酸软，头晕眼花，目暗不明等症。不耐酒力者，可用米酒或黄酒配制。

【适用人群】适宜视疲劳、头晕眼花、目暗不明等症状的人群。

【药效分析】本方引自《补肾益寿药酒方》。中医学认为，沙苑子温补肝肾，固精缩尿，明目。山茱萸补益肝肾，涩精固脱。生地黄清热凉血，养阴，生津。菊花散风清热，平肝明目。现代研究发现，菊花富含维生素A，有很好的明目护眼的作用。以上诸味与枸杞共泡酒用，则共奏养肝明目之功。

【注意事项】热性体质者忌服。

4. 枸杞红参酒

【组成】枸杞80g，熟地黄60g，红参15g，何首乌50g，茯苓20g，大枣20g，米酒1000mL。

【制法】将上述诸药共研为粗末，入布袋，置容器中，加入白酒，密封，隔日摇动1次，浸泡14日后即可。酒尽添酒，味薄即止。

【用法】饭前服用，每次服10～20mL，或酌量饮用。

【功效】补肝肾，益精血，补五脏，益寿延年。

【适用人群】适宜体虚精神倦怠、腰膝酸软等人群。

【药效分析】中医学认为，熟地黄归肝、肾经，功宜滋阴补血，益精填髓。红参大补元气，复脉固脱，益气摄血。何首乌补肝，益肾，养血，祛风。茯苓归心、肺、脾、肾经，功宜利水渗湿，健脾宁心。大枣补中益气，养血安神。再加入枸杞滋补肝肾，则共奏滋补肝肾、益气补血、延年益寿之功。现代研究发现，米酒经过天然酵母菌的发酵，会产生一种透明的与人体细胞结构相似的液体代谢物，很容易被人体吸收，能促进消化，增强记忆力。

【注意事项】服用后注意休息，保持良好的生活方式，保持心情愉悦，少食刺激性食物。

5. 芪参杞仲酒

【组成】黄芪、太子参、枸杞、杜仲各50g，白酒500g。

【制法】将上述诸药择净，洗净，用清水适量润透，与白酒同置瓶中，密封浸泡半个月后即成。

【用法】每天饮服2次，每次10～20mL，或随量酌饮。

【功效】补气益胃，强筋壮骨，祛风散寒。

【适用人群】适宜平素体虚、易感冒的人群。

【药效分析】中医学认为，黄芪、太子参均为补气药，黄芪补气升阳、固表止汗；太子参益气健脾、生津润肺；杜仲味补肝肾，强筋骨。上药与枸杞共用，则可补气益胃健脾，强筋壮骨，祛风散寒。

【注意事项】有手足心热、口咽干燥、腰酸腰痛、潮热盗汗、失眠多梦及各种化脓性感染者禁服。

科 普 小 知 识

枸杞诗句欣赏

和郭使君题枸杞

白居易（772—846）

山阳太守政严明，吏静人安无犬惊。

不知灵药根成狗，怪得时闻吠夜声。

第六节 菜 肴

菜肴是以蔬菜、肉类、禽蛋、果品、鱼虾等原料为主，配以适量药物而制成。中国菜肴的烹饪历史悠久，源远流长，流派众多，菜肴的种类丰富，所用原料极为广泛，其制作方法也多种多样，如蒸、炒、焖、炖、炸、烧、卤、煨及凉拌等，制作中可随食疗药膳的类型需要及个人口味加适量的调料。调味品如咸、甜、酸、麻辣、辛香等，也是极为丰富的。不同原料烹制的菜肴，各有其特点和适应证。一般来说，肉类、鱼类、禽蛋类菜肴偏于补益；蔬菜类菜肴则偏于清凉。好的菜肴，是"质、色、香、味、形、皿（器皿）"和文化的集中体现。

1. 杞仁炒韭菜

【组成】枸杞 5g，核桃仁 15g，韭菜 150g，盐、味精、麻油各适量。

【制法】韭菜洗净，切段。锅中放麻油烧热，放入枸杞、核桃仁煸炒，再放入韭菜段炒熟，加盐、味精调味即可。

【用法】佐餐服用。

【功效】温肾助阳，健脑防老，润肠通便。

【适用人群】肾阳虚弱人群。

【药效分析】中医学认为，核桃仁甘、温，归肺、肾、大肠经，具有补肾益肺、健脑益智、润肠通便的功效；韭菜性温，具有补肾壮阳、增强食欲、润肠通便的作用；枸杞滋补肝肾、益精明目。三者共同炒制食用，则共奏温肾助阳、健脑防老、润肠通便之功。

2. 枸杞炒芹菜

【组成】芹菜 200g，枸杞 10g，葱末、姜末、盐、味精、花生油各适量。

【制法】枸杞洗净，入沸水中焯一下，捞出控干。芹菜去根、叶，洗净，切段，入沸水中焯一下，捞出控干。炒勺加适量油烧热，下芹菜煸炒片刻，放入枸杞、葱末、姜末，调入盐、味精，翻炒几下出锅即可。

【用法】佐餐服用。

【功效】滋补肝肾，平肝降压。

【适用人群】适用于高血压、眩晕头痛、面红目赤者等。

【药效分析】中医学认为，芹菜性凉，味甘，微苦，归

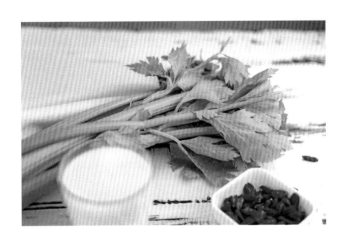

肝、胃、肺经，具有平肝凉血、清热利湿的功效，在《本经逢原》中记载："清理胃中浊湿。"《本草推陈》中说："治肝阳头昏，面红目赤，头重脚轻，步行飘摇等症。"枸杞可养阴补血，益精明目。枸杞和芹菜共用，配伍葱姜等品，则有补益肝肾、平肝降压之效。

3. 枸杞炒苦瓜

【组成】枸杞 5g，苦瓜 150g，盐、味精、植物油各适量。

【制法】将苦瓜洗净，去内瓤，切丝。锅中放适量植物油烧至九成热，放入枸杞、苦瓜翻炒至将熟，加盐、味精，爆炒至熟即成。

【用法】佐餐服用。

【功效】清热除烦，生津止渴。

【适用人群】适用于糖尿病肝肾阴虚、阳痿遗精、水肿、目生翳障者服食。

【药效分析】中医学认为，苦瓜具有清暑涤热、明目解毒的功效。王孟英的《随息居饮食谱》曰："青则苦寒涤热，明目清心。可酱可腌，鲜时烧肉，先瀹去苦味。虽盛夏而肉汁能凝，中寒者勿食。熟则色赤，味甘性平，养血滋肝，润脾补肾。"枸杞滋补肝肾，益精明目。二者共同炒制食用，则有补肾益精、养肝清心明目之效。

4. 枸杞炒丝瓜

【组成】丝瓜 250g，枸杞 10g，盐、味精、植物油各适量。

【制法】将丝瓜去皮，洗净，切片。枸杞用清水泡发。锅中放适量植物油烧热，放入丝瓜翻炒至将熟，加入枸杞、盐、味精翻炒至熟即成。

【用法】佐餐服用。

【功效】清热解暑。

【适用人群】中暑、烦热者。

【药效分析】丝瓜是常见的药食同源植物，丝瓜性凉、味甘，具有清热化痰、解毒、凉血止血、祛风通络等作用，可治痰喘咳嗽、肠风痔漏、痈肿等症。枸杞和丝瓜共用，能够清热解暑，对于中暑烦渴、小儿夏季烦热者尤为适宜。

5. 枸杞竹笋炒茄子

【组成】枸杞 10g，竹笋 150g，茄子 250g，盐、味精、葱末、姜末、湿淀粉、香油各适量。

【制法】竹笋、茄子洗净，分别切丝。起油锅烧热，放入笋丝、茄丝、枸杞翻炒，待炒熟后放入葱末、姜末，用湿淀粉勾芡，再煸炒片刻，淋香油即可。

【用法】佐餐服用。

【功效】润肠通便，健脾养胃。

【适用人群】便秘者。

【药效分析】竹笋含有丰富的纤维素，可促进胃肠蠕动、助消化、去积食、防便秘，对肠癌、高血压、冠心病、糖尿病、肥胖症的保健作用尤为显著。《本草纲目》中记载："诸竹，味苦，微寒，无毒。主治消渴，利水道，益气，可久食。利膈，下气，化热，消痰，爽胃。""味甲诸蔬。"和枸杞共用，具有健脾养胃、润肠通便之效。

科 普 小 知 识

枸杞诗句欣赏

食枸杞

宋·赵蕃

谁道春风未发生，杞苗试摘已堪羹。

莫将口腹为人累，竹瘦殊胜豕腹亨。

第七节 糕 点

糕点，为糕饼点心的总称。它是以面粉或米粉、糖、油脂、蛋、乳品等为主要原料，配以各种辅料、馅料和调味料，初制成型，再经蒸、烤、炸、炒等方式加工制成的食品成品。糕点既可作为早点，又可作为茶点，还可作为席间的小吃。中国传统糕点是一种老少皆宜的食物，起源于4000多年前的商朝，萌芽于秦汉时期，在东汉三国到唐宋时期多次演变发展，最后稳定于元明清时期，民国至今则是糕点各个流派形成的重要阶段。现派系不同，糕点的制作方式、口味特点也有所不同。在当今物质水平快速提升的社会环境下，糕点除了解决温饱问题外，它更多地是给人们带来精神上的享受。

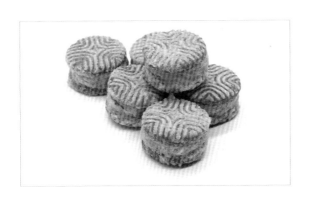

宁夏百姓制作枸杞膏历史悠久。根据当地食材和生活习惯，推出枸杞相关的糕点，受到人们欢迎。明代朱橚组织编著的一部专门讲述地方性植物并结合食用方面以救荒为主的植物志《救荒本草》载："采叶炸熟，水淘洗，油盐调食，做羹食皆可。"清代大学者朱彝尊所撰《食宪鸿秘》记述枸杞饼及枸杞膏的制作方法："深秋摘红熟枸杞，蒸熟。略加白梅卤拌润。用山药、茯苓末加白糖少许捣和成剂，再蒸过，印饼。""多采鲜枸杞，去蒂，入净布袋内，榨取自然汁，砂锅慢熬，将成膏，加滴烧酒一小杯收贮，经年不坏（或加炼蜜收亦可，须当日制就，如隔宿则酸）。"

1. 枸杞芡实莲子糕 (《枸杞养生食谱》)

【组成】枸杞 30g，芡实、莲子各 10g，白糖 50g。

【制法】将芡实、莲子研成细末，加入枸杞、白糖，调匀制成糕，入锅蒸 20 分钟即成。

【用法】酌量食用。

【功效】补肾益气，健脾和胃。

【适用人群】适宜具有夜寐多梦、失眠、健忘、心烦口渴、腰痛脚弱、耳目不聪及纳差不欲饮食等症状的人群。

【药效分析】中医学认为，芡实具有固肾涩精、补脾止泄之功。莲子具有补脾止泻、益肾涩精、养心安神之功。配以枸杞，诸味同食，则有补肾益气、健脾和胃之效。

【注意事项】中满痞胀及大便燥结者忌服。体虚或者脾胃功能弱者慎食。糖尿病患者慎食。

2. 枸杞雪花羹 (《枸杞养生食谱》)

【组成】内酯豆腐 100g，虾仁 100g，蛋清、枸杞各适量。

【制法】内酯豆腐切成小丁。豆腐、虾仁、枸杞分别焯水，捞出控干待用。锅中放入高汤、豆腐丁、虾仁、枸杞烧开，淋入蛋清，加盐、味精、鸡精、胡椒粉调味，勾芡即可。

【用法】酌量服食。

【功效】补肾健脾。

【适用人群】适宜于脾肾虚弱者。

【药效分析】中医学认为，豆腐有益气和中、生津润燥、清热解毒之功。现代研究发现，虾仁易消化，抗氧化；蛋清润肺，增强免疫力，补充营养；枸杞含有丰富的胡萝卜素、维生素类和钙、铁等营养物质。以上诸味共用，则可补肾健脾。

【注意事项】不能与柿子、地瓜同食。

3. 杞子栗子糕（《枸杞》）

【组成】枸杞 50g，板栗 500g，白糖 200g。

【制法】枸杞洗净，温水略泡发。板栗放入锅内，加清水煮 30 分钟，取出待冷后剥去皮，放入碗内再蒸 30 分钟，取出，加白糖，压成栗子泥，同时放入枸杞，和匀。把枸杞、栗子泥压入糕模中即成。

【用法】酌量服食。

【功效】补肾健脾，养肝明目。

【适用人群】适宜年老体弱、腰膝酸软、不欲纳食等病症的人群。

【药效分析】中医学认为，板栗有养胃健脾、补肾强筋、活血止血之功，还含有多种维生素及磷、钙、铁等各种矿物质。梁代陶弘景论其功能为"益气、厚胃肠、补肾气"。白糖具有润肺生津、补中益气之功。配以枸杞三者同食，则共奏补肾健脾、养肝明目之效。

【注意事项】不可与羊肉、鸭肉、牛肉、豆腐、杏仁同食。本糕味甜，糖尿病患者慎食。

4. 杞子桑椹糕（《枸杞》）

【组成】枸杞 25g，桑椹（紫黑色）25g，米粉 250g，白糖 150g。

【制法】先将枸杞、桑椹洗净后在温水中略加泡发。米粉用水湿润后，撒在蒸笼的屉布上，盖好盖，用武火蒸15～20分钟，取出冷却，再摊在洁净的布上，用刀将其压平，撒上枸杞和桑椹，上面撒上一层米粉，上笼再蒸约10分钟即可。

【用法】酌量服食。

【功效】滋补肝肾，养血安神。

【适用人群】适宜脾胃虚弱、津少肠燥便秘者。

【药效分析】中医学认为，桑椹有补血滋阴、生津润燥之功。米粉能养胃、补血益气、健脾和胃。再加入枸杞、白糖，共奏滋补肝肾、养血安神之效。

【注意事项】脾胃虚寒便溏者禁服。本糕味甜，糖尿病患者慎食。

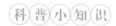

《诗经》中的枸杞

《诗经》是中国古代诗歌开端，最早的一部诗歌总集，多处提到枸杞。

《郑风·将仲子》：将仲子兮，无逾我里，无折我树杞。岂敢爱之？畏我父母。仲可怀也，父母之言，亦可畏也。

《小雅·四牡》：翩翩者鵻，载飞载止，集于苞杞。王中靡盬，不遑将母。

《小雅·杕杜》：陟彼北山，言采其杞。王事靡盬，忧我父母。檀车幝幝，四牡痯痯，征夫不远。

《小雅·南山有台》：南山有杞，北山有李。乐只君子，民之父母。乐只君子，德音不已。南山有枸，北山有楰。乐只君子，遐不黄耇？乐只君子，保艾尔后。

《小雅·湛露》：湛湛露斯，在彼杞棘。显允君子，莫不令德。

《小雅·四月》：山有蕨薇，隰有杞桋。君子作歌，维以告哀。

《小雅·北山》：陟彼北山，言采其杞。偕偕士子，朝夕从事。王事靡盬，忧我父母。

《大雅·文王有声》：丰水有芑，武王岂不仕？诒厥孙谋，以燕翼子。武王烝哉！

《小雅·采芑》：薄言采芑，于彼新田，呈此菑亩。方叔涖止，其车三千。师干之试，方叔率止。乘其四骐，四骐翼翼。路车有奭，簟茀鱼服，钩膺鞗革。

《大雅·生民》：诞降嘉种，维秬维秠，维穈维芑。恒之秬秠，是获是亩。恒之穈芑，是任是负，以归肇祀。

第八节 蜜 膏

　　膏剂有外敷和内服两种，内服膏剂，又称为膏方，滋补作用强，广泛使用于内、外、妇、儿、骨伤、眼耳口鼻等科疾患及大病后体虚者。膏方历史悠久，起于汉唐，历经宋、明、清等朝代的发展，近现代膏方在上海、江浙及广东广泛使用，尤以上海为甚。其主要具有补虚扶弱、抗衰延年、纠正亚健康状态、防病治病等作用。

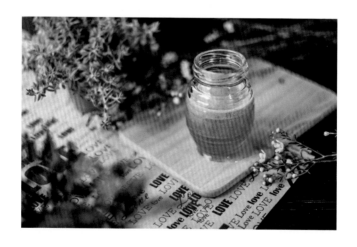

1. 龙眼参杞膏

　　【组成】党参250g，枸杞150g，龙眼肉120g，蜂蜜适量。

【制法】将上述诸药洗净，放入药罐中，加清水适量，浸泡片刻，水煎取汁，共煎 3 次，将 3 次所煎药汁混合，文火浓缩后加入倍量蜂蜜，至沸停火，待温凉后装瓶待用。

【用法】每次 1 汤匙，沸水冲服，每日 3 次。

【功效】益气养阴。

【适用人群】适用于气阴两虚所致的全身乏力，反复外感经久不愈，低热，五心烦热，咽干，咽痛，失眠盗汗，周身不适等症的人群。

【药效分析】中医学认为，党参可补中益气，枸杞可滋补肝肾，龙眼肉可补心健脾，蜂蜜可补中润燥，四者共用，则共奏益气养阴之效。

【注意事项】腹满痞胀者、糖尿病患者、呕吐之人及慢性湿疹者不宜服用。

2. 枸杞二胡蜜

【组成】枸杞、核桃仁、胡麻仁各等量，蜂蜜适量。

【制法】将上述诸药洗净，核桃仁、胡麻仁炒香，捣烂，与枸杞一起加蜂蜜拌匀，装瓶即成。

【用法】每次 1 汤勺，每日 2 次服食，或调入稀粥中服食。

【功效】滋补肝肾，润肠通便。

【适用人群】适用于具有体虚便秘、老年人习惯性便秘等症的人群。

【药效分析】胡麻仁味甘，性平，入肺、脾、肝、肾经，具有润燥滑肠、滋养肝肾的功效。核桃仁、枸杞滋补肝肾。上药共同服用，则可滋补肝肾、润肠通便。

【注意事项】热性体质人群少食。

3. 杞圆膏

【组成】枸杞、龙眼肉各250g。

【制法】枸杞、龙眼肉均洗净，控干。处理好的原料放入汤锅中，加适量水，用小火多次煎熬至枸杞、龙眼肉无味，去渣，继续煎热成膏状即可。

【用法】每次1～2匙，沸水冲服。

【功效】补肾益精，养血安神，健脑益智。

【适用人群】适用于肝肾不足、血不养心、腰膝酸软、头昏耳鸣、心悸健忘等症。

【药效分析】龙眼肉甘温补脾，濡润养心，气平益阳，补益心脾，养血安神。配合枸杞滋补肝肾，明目益肾。诸药并以蜂蜜共煮，冲服，以达补肾益精、养血安神、健脑益智之功效。

4. 杞精膏（《遵生八笺》）

【组成】枸杞、黄精各200g，蜂蜜适量。

【制法】枸杞、黄精均洗净，控干。处理好的原料放入汤锅中，加适量水，小火多次煎熬，滗去渣，继续熬煮浓缩，加蜂蜜混匀，煮沸，晾凉即可。

【用法】每次 1 ～ 2 匙，沸水冲服。

【功效】补肝肾，益精血，驻颜抗衰。适用于耳鸣头晕、失眠健忘、早衰、肝肾精血不足、腰酸体倦等。

【适用人群】虚劳症者。

【药效分析】枸杞滋补肝肾，益精明目。黄精润肺滋阴，补脾益气。蜂蜜补中缓急，润肺止咳，润肠通便。《神农本草经》记载其主安五脏，诸不足，益气补中，止痛解毒。诸药共用，补虚培元，强肝肾而益精血。

5. 参杞河车膏（《求医问药》）

【组成】枸杞、党参、生地黄、当归各 60g，紫河车 1 具，蜂蜜 60g。

【制法】将诸药捡净，研细，水煎 3 次，3 液合并，文火浓缩，加入蜂蜜煮沸收膏即成。

【用法】每次 10g，每日 3 次，温开水适量送服。

【功效】健脾温肾，纳气平喘。

【适用人群】适用于支气管哮喘患者。

【药效分析】枸杞滋补肝肾，益精明目。党参补中益气，生津养血。生地黄清热凉血，养阴生津。当归补血活血，止痛润肠。紫河车能补精、养血、益气。诸药共用，兼用紫河车此等血肉有情之品，先后天共补，以达健脾温肾、纳气平喘之功效。

科 普 小 知 识

枸杞诗句欣赏

食枸杞菊

宋·陈棣

君不见天随有宅松江曲，屋隙墙阴多杞菊。

课儿采掇入杯盘，匕箸芳香胜粱肉。

又不见坡公昔佩刺史符，宾客少至无与娱。

偶餐杞菊作后赋，扪腹噎哕犹轩渠。

散人枯肠真食杞，居士戏笔聊尔耳。

胶西自古号侯邦，斋厨纵乏宁需此。

我今作掾长苦饥，一区不异耕田时。

太仓红腐才五半，举家食粥宁忍炊。

颓城草木迷荒榭，绿颖芳苕罗舍下。

官闲撷取芼春羹，未棘未莎皆不赦。

三年享此似无餍，二者谁云不可兼。

行趣归装耕谷口，此物犹堪饁南亩。

第五章

对症药膳与便方

第一节　延缓衰老药用便方

1. 二子延年茶

【组成】枸杞、五味子各 6g，白糖适量。

【制法】将枸杞、五味子洗净后捣烂，沸水冲泡。

【用法】代茶饮，宜常服。

【功效】养阴生津，延年益寿。

【适用人群】适用于阴虚体质者。

【药效分析】中医学认为，枸杞滋补肝肾之阴，具有抗衰老作用，与五味子一起生津，补肾宁心，二者相配功效更佳，佐以白糖调和口感。

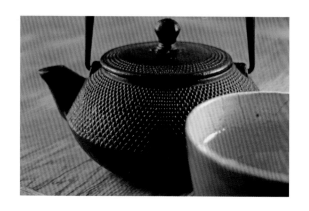

2. 三子益寿茶

【组成】枸杞、沙苑子、菟丝子各 10g。

【制法】将上述诸药洗净，干燥，沙苑子和菟丝子捣碎，共装入消毒纱布袋内，扎口，放入杯中，沸水冲泡。

【用法】代茶饮，宜常服。

【功效】补益肝肾。

【适用人群】适用于老年人、儿童、妇女及脑力劳动者。

【药效分析】中医学认为，沙苑子补肾助阳，固精缩尿，养肝明目。菟丝子补益肝肾，固精缩尿，明目止泻。和枸杞同用，有补益肝肾的功效。

【注意事项】无明显禁忌证，一般人群均可服用。

3. 枸杞谷精菊花汤

【组成】枸杞 12g，谷精草、菊花各 10g，红枣 10 枚，冰糖 15g。

【制法】将上述材料一同入锅，加水适量，大火煮开后，小火炖30分钟，加入冰糖，稍炖即可。

【用法】宜常服。

【功效】滋补肝肾，清头明目。

【适用人群】适用于头晕目眩、视物不清、耳鸣等人群。

【药效分析】枸杞为滋补肝肾之阴，明目之良药，凡阴虚诸证均可应用。菊花具有疏风清热、解毒明目的作用。两者配伍使用，以起到滋阴补肾、清肝明目的作用。

【注意事项】阳虚体质者不宜长期大量饮用。过敏体质人群，泡茶饮前宜试验后饮用。

4. 枸杞山药炖羊肉

【组成】瘦羊肉500g，枸杞、山药、红枣各20g，桂圆肉20g。

【制法】瘦羊肉洗净，切块。山药削去皮，洗净，切块。枸杞、桂圆肉、红枣分别洗净，控干水分备用。将砂锅置火上，植物油烧至六七成热，放入羊肉、姜块翻炒，加入料酒和适量清水煮沸，将肉连汤一起移至砂锅内，加入山药、桂圆肉、枸杞、红枣，煮至羊肉熟烂加盐调味即可。

【用法】佐餐服用。

【功效】补肝肾，益气血，补虚损。

【适用人群】适用于身体虚弱者。

【药效分析】中医学认为，羊肉有温补肾阳、补肝明目、补益精血、温补脾胃的作用。《日用本草》言其可以治腰膝羸弱，壮筋骨，厚肠胃。红枣被誉为百果之王，可健脾益气、养血、安神、调和诸药。桂圆肉可补益心脾，养血安神。山药能补脾养胃，生津益肺，补肾涩精。《神农本草经》中记载："山药，主伤中，补虚羸，除寒热邪气，补中益气力，长肌肉。久服耳目聪明，轻身不饥，延年。"枸杞可滋补肝肾，益精明目，润肺止咳。上述诸药共同炖煮，则有补肝肾、益气血、补虚损之效。

5. 杞归羊肉汤

【组成】瘦羊肉 500g，乌龟 500g，枸杞 20g，当归 10g。

【制法】锅置旺火上，放入熟猪油烧至八成熟，下龟肉和羊肉煸炒，加料酒至收汁，加入冰糖、枸杞、葱、姜，加清水 1250mL，大火烧开后移至小火上炖至九成熟，放胡椒粉、味精调匀即成。

【用法】佐餐服用。

【功效】养阴生血，补肾固精。

【适用人群】适用于贫血、腰膝酸软、须发早白等人群。

【药效分析】中医学认为，羊肉益气补虚，温中暖下。《日用本草》载："治腰膝羸弱，壮筋骨，厚肠胃。"枸杞滋补肝肾，明目益肾。当归补血活血，止痛润肠。乌龟能除湿痹，补阴虚，滋肾水，止血，解毒。药食同用，共奏养阴生血、补肾固精之功。

枸杞诗句欣赏

唐·枸杞井

刘禹锡（772—842）

僧房药树依寒井，井有清泉药有灵。

翠黛叶生笼石甃，殷红子熟照铜瓶。

枝繁本是仙人杖，根老能成瑞犬形。

上品功能甘露味，还知一勺可延龄。

第二节　脾胃系病症药用便方

1. 枸杞麦芽饮

【组成】枸杞、麦芽各 30g，白糖 20g。

【制法】枸杞洗净，麦牙去杂质洗净，同放入锅内，加水 250mL，用大火烧开，改小火炖煮 25 分钟，弃去枸杞、麦芽，过滤，加入白糖搅匀即成。

【用法】代茶饮用。

【功效】和胃导滞。

【适用人群】适用于食积不消，脘腹胀痛，素体虚弱，肝肾亏虚的人群。

【药效分析】麦芽性甘、平,归脾、胃、肝经,消食化积,主要用于米面、瓜果富含淀粉类食物的消化,且《医学衷中参西录》认为本品可以疏肝,治肝郁不舒者,合枸杞平补肝肾,行气导滞。

【注意事项】哺乳期妇女慎用。

2. 枸杞茯苓茶

【组成】枸杞 50g,茯苓 50g,红茶适量。

【制法】将枸杞与茯苓研为粉末,取适量加红茶用开水冲泡。

【用法】代茶饮,宜常服。

【功效】健脾益肾,利水渗湿。

【适用人群】适用于脾虚湿盛、腰膝酸软的虚劳人群。

【药效分析】中医学认为,茯苓具有利水渗湿、益脾和胃、宁心安神之功。现代医学研究,茯苓能增强机体免疫功能,茯苓多糖有明显的抗肿瘤及保肝作用。枸杞滋补肝肾,益精明目。二药合用,共奏健脾益肾、利水渗湿之功。

【注意事项】茯苓的主要成分为淀粉,而糖尿病患者每天需要控制淀粉的摄入量,因此糖尿病患者慎用。

3. 红枣枸杞豆浆

【组成】黄豆 45g,去核红枣 15g,枸杞 15g。

【制法】将黄豆洗净,用清水浸泡至涨发。红枣、枸杞分别洗净,控干水分。所有原料一同放入全自动豆浆机中,加适量清水打成豆浆即可。

【用法】佐餐服用。

【功效】补虚益气，补肾健脑，安神益智，改善心肌营养。

【适用人群】适用于脾胃虚弱、气血不足、倦怠乏力及心血管疾病患者。

【药效分析】中医学认为，黄豆味甘，性平，能健脾利湿、益血补虚、解毒，含丰富的蛋白质，其中含人体必需的多种氨基酸、维生素及微量元素，可降低血中胆固醇，预防高血压、冠心病、动脉硬化等。红枣具有养胃、健脾、益血、滋补、强身之效，红枣富含的环磷酸腺苷是人体能量代谢的必需物质，能增强肌力、消除疲劳、扩张血管、增加心肌收缩力、改善心肌营养，对防治心血管疾病有良好的作用。

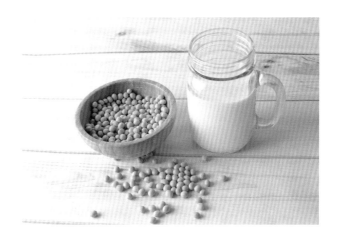

【注意事项】肾功能异常者慎服。

4. 枸杞胡萝卜粥

【组成】枸杞 5g，胡萝卜 50g，大米 30g。

【制法】将胡萝卜洗净切粒，大米淘净，与枸杞、胡萝卜共煮成粥。

【用法】当主食食用，宜常食之。

【功效】健脾利湿。

【适用人群】适宜具有食欲不振、腹胀、腹泻、咳喘痰多、视物不明等症的人群。

【药效分析】中医学认为，胡萝卜有健脾消食、润肠通便、杀虫、行气化滞、明目之功。大米补中益气、健脾养胃、益精强志、和五脏、通血脉、聪耳明目、止烦、止渴、止泻。枸杞可滋补肝肾、益精明目。诸味同用，则共奏健脾利湿之效。

【注意事项】脾胃虚寒者忌食。

5. 燕麦枸杞地黄糊

【组成】燕麦面 150g，生地黄 30g，枸杞 15g。

【制法】将生地黄、枸杞分别去杂质，洗净，晒干或烘干，共研为粗末，与燕麦面混合均匀，用适量清水在大碗中搅拌成稀糊状，入沸水锅，边加边搅拌，熬成稠糊状即成。

【用法】每天早、晚分食。

【功效】清热解毒，补益肝肾，降糖降脂。

【适用人群】适用于糖尿病、高脂血症等阴虚人群。

【药效分析】生地黄有清热凉血、养阴生津之功。枸杞滋补肝肾、润肺、益精明目。《本草纲目》记载，燕麦味甘性平，充饥滑肠。上方熬糊服用，有清热解毒、补益肝肾之效。

【注意事项】脾虚湿滞、腹满便溏者不宜使用。

科普小知识

枸杞诗句欣赏

赋枸杞

宋·蒲寿宬（生卒年不详）

神草如蓬世不知，壁间墙角自离离。

辛盘空苣仙人杖，药斧惟寻地骨皮。

千岁未逢朱孺子，四时堪供陆天随。

霜晨忽讶春樱熟，闲摘殷红绕断篱。

第三节　肝系病症药用便方

1. 人参枸杞饮

【组成】生晒参 2g，枸杞 30g，粟米 100g。

【制法】将生晒参晒干或烘干，研成极细末，备用。将粟米和枸杞淘洗干净，放入砂锅中，加适量水，先用大火煮沸，再改用小火煨煮 40 分钟，待粟米酥烂、粥将成时调入人参细末，拌和均匀即成。

【用法】代茶饮，可连续冲泡 3 ～ 5 次，当天饮完。

【功效】调脂降压，益气养阴。

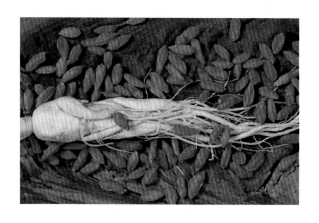

【适用人群】适用于胁肋隐痛，劳累加重，身倦乏力，眼目干涩，五心烦热或低热，舌红少苔，耳鸣耳聋，头晕眼花，失眠多梦，大便干结，小便短赤，口干咽燥，舌质红的人群。

【药效分析】中医学认为，人参能补气、固脱、生津、安神、益智。枸杞能养肝、滋肾、润肺。粟米有健脾和胃、补益虚损之功。三味共用，可奏益气养阴、滋肾养肝之功。现代研究证明，人参中的人参皂苷 Rg1 能够治疗肝损伤。枸杞中的枸杞多糖具有降血脂、降血糖的作用。

【注意事项】不宜与茶同服，不宜和过多温热的补品（如桂圆、红参、大枣等）共同食用。

2. 二子降脂茶

【组成】枸杞30g，女贞子30g。

【制法】将枸杞、女贞子洗净，晒干或烘干，装入纱布袋，扎口后放入大杯中，用沸水冲泡，加盖，闷15分钟即可饮用。

【用法】代茶饮，可连续冲泡3～5次，当天饮完。

【功效】滋补肝肾，散瘀降脂。

【适用人群】适用于胁肋隐痛，劳累加重，腰痛或腰酸腿软，身倦乏力，眼目干涩，五心烦热或低热，舌红少苔，耳鸣耳聋，头晕眼花，失眠多梦，大便干结，小便短赤，口干咽燥，舌质红的人群。

【药效分析】中医学认为，枸杞有养肝滋肾、润肺之功。女贞子有滋阴益寿、补益肝肾、清热明目、乌须黑发等功效。现代研究表明，女贞子对高脂饮食诱导的大鼠非酒精性脂肪肝有一定防治效果，能减轻脂肪沉积、改善血脂紊乱、纠正肝功能，保肝作用明显。二药合用，共奏养肝滋肾之功。

【注意事项】不宜和过多温热的补品（如桂圆、红参、大枣等）共同食用。

3. 桑椹枸杞茶

【组成】桑椹、枸杞各 15g，陈皮 6g，白砂糖 20g。

【制法】桑椹去杂质，洗净。枸杞去杂质。陈皮润透，切丝。把桑椹、枸杞、陈皮放入炖杯内，加水 250mL。把炖杯置武火上烧沸，再用文火煎煮 25 分钟，去药渣，加入白砂糖，搅匀即成。

【用法】代茶饮用。

【功效】补肝益肾，健脾理气。

【适用人群】适用于以恶心、呕吐、厌油、乏力、食欲减退为主要表现的人群。

【药效分析】中医学认为，桑椹味甘，性寒，归心、肝、肾经，具有补肝益肾、生津润燥、乌发明目、利尿等功效。陈皮味苦、辛，性温，归肺、脾经，具有理气健脾、燥湿化痰之效。白砂糖味甘，性平，归脾、肺经，有润肺生津、止咳、和中益肺、舒缓肝气、滋阴、调味、除口臭、疗疮、去酒毒、解盐卤毒之功。加入枸杞，四药同用，共奏补益肝肾、健脾理气之功。

【注意事项】体虚便溏者、气虚及阴虚燥咳患者不宜服用。

4. 枸杞猪肝汤

【组成】猪肝 100 ～ 200g，枸杞 30g，生姜、食盐等适量。

【制法】枸杞泡开洗净，姜切丝待用。猪肝洗净后，在清水中加料酒和盐，把猪肝浸泡30分钟。取出猪肝洗净后切片，加香油、盐、鸡精、白胡椒，腌制30分钟去腥入味备用。锅里下水，待水开后，把腌制好的猪肝放入沸水，猪肝变颜色即可捞出待用。取另一个锅做汤，在里面加入少许姜丝、香油。待水开后下入枸杞。倒入焯过水的猪肝，搅拌均匀。加入盐、鸡精、白胡椒等，待水开后煮1～2分钟即可。

【用法】饮汤食肝。

【功效】滋补肝肾，养血明目。

【适用人群】适宜气血虚弱，面色萎黄，缺铁性贫血者食用；适宜肝血不足所致的视物模糊不清、夜盲、眼干燥症者食用；适宜癌症及放疗患者、常在电脑前工作及爱喝酒的人食用；适用于肝肾阴虚型肝硬化患者等选择。

【药效分析】中医学认为，猪肝味甘、苦，归肝经，可以补肝明目、养血、健脾。同时，猪肝中含有丰富的维生素A和维生素B$_{12}$等物质，能有效地改善视网膜的视觉功能，而且对缺铁性贫血也有很好的预防作用，对神经系统有良好的保护作用。《本草汇言》中记载："枸杞能使气可充，血可补，阳可生，阴可长，风湿可去，有十全之妙焉。"故枸杞与猪肝同食，可滋补肝肾，养血明目。

【注意事项】患有高血压、冠心病、肥胖症及血脂高的人忌食猪肝，因为肝中胆固醇含量较高。有病而变色或有结节的猪肝忌食。

5. 杞地白芍猪肉汤

【组成】枸杞 30g，熟地黄 30g，白芍 15g，猪瘦肉 150g，大枣 10 枚，生姜 10g，陈皮 6g。

【制法】将猪瘦肉洗净，切成小块。其余用料洗净，生姜拍烂，备用。全部用料放入锅内，加适量水，小火煮 2 小时，加精盐调味食用。

【用法】随量饮用，当日饮完。

【功效】滋补肝肾。

【适用人群】适用于肝肾阴虚之慢性肝炎者。

【药效分析】李中梓的《雷公炮制药性解》言其味苦、甘，性微寒，无毒，入肝、肾二经。主五内邪热，烦躁消渴，周痹风湿，下胸胁气，除头痛，明眼目，补劳伤，坚筋骨，益精髓，壮心气，强阴益智，去皮肤骨节间风，散疮肿热毒。久服延年。中医学认为，熟地黄养血滋阴，补精益髓，《雷公炮制药性解》言其味活血气，封填骨髓，滋肾水，补益真阴，利耳目，乌须发，治五劳七伤，能安魂定魄。白芍养血敛阴，柔肝止痛，平抑肝阳。大枣补中益气，养血安神，《神农本草经》记载其主心腹邪气，安中，养脾，助十二经，平胃气，通九窍，补少气、少津液，身中不足，大惊，四肢重，和百药，久服轻身，长年。生姜发汗解表，温中止呕，温肺止咳。陈皮理气调中，燥湿化痰。枸杞滋补肝肾，明目益肾。诸药并用，煮猪瘦肉为膳，滋补肝肾，兼补中气而不滞，久服以图长效。

科普小知识

枸杞诗句欣赏

玉笈斋书事

宋·陆游（1125—1210）

雪霁茆堂钟磬清，晨斋枸杞一杯羹。

隐书不厌千回读，大药何时九转成？

孤坐月魂寒彻骨，安眠龟息浩无声。

剩分松屑为山信，明日青城有使行。

第四节　肺系病症药用便方

1.枸杞桃仁鸡丁（《中国药膳学》）

【组成】鸡肉600g，核桃仁150g，枸杞90g，鸡蛋200g。

【制法】枸杞择后洗净控干，核桃仁用开水泡后去皮，鸡肉切成1cm见方的丁，待用。用食盐、味精、白砂糖、胡椒粉、鸡汤、芝麻油、湿淀粉兑成滋汁。将去皮后的核桃仁用温油炸透，再放入枸杞即起锅沥油。锅烧热注入猪油，待油五成熟时，投入鸡丁快速滑炒，倒入漏勺内沥油。锅再置火上，放 50g 热油，下入姜、葱、蒜片稍煸，再投入鸡丁，接着倒入滋汁速炒，随即投入核桃仁和枸杞炒匀即成。

【用法】佐餐服用。

【功效】补肺益肾，补气补血。

【适用人群】适用于肺肾两虚之咳嗽、气短者，大便秘结等虚证人群调养。

【药效分析】中医学认为，鸡肉有温中益气、补虚填精、健脾胃、活血脉、强筋骨的功效。鸡蛋富含蛋白质，主要为卵白蛋白和卵球蛋白，其中含有人体必需的 8 种氨基酸，并与人体蛋白的组成极为近似，人体对鸡蛋蛋白质的吸收率较高。以上食材同炒共食则有补肺益肾、补气补血之功。核桃仁有补肾、温肺、润肠之效。枸杞能补肝肾，益精明目。

2. 枸杞豆腐汤

【组成】豆腐 300g，枸杞叶 100g，枸杞 10g，地骨皮 5g，香油 2g，胡椒粉 1g，盐 3g，味精 1g。

【制法】先将枸杞、地骨皮分别洗净，控干。杞叶拣去老叶，洗净，控干。豆腐洗净，切片。将枸杞、地骨皮放入锅中，适量清水煎煮 20 分钟，放入豆腐片、枸杞叶煮至沸腾，放入香油、胡椒粉、味精、盐即可。

【用法】代餐服用。

【功效】补肾益精，养肝明目，润肺止咳。特别适宜秋冬季节身体调理。

【适用人群】适用于肝肾阴虚证。主要症状为头晕目眩，腰膝酸痛，耳鸣健忘，胁痛，五心烦热等。可见于糖尿病、神经官能症、结核病。健康人常服可明目，增强视力。

【药效分析】《本草纲目》载豆腐"主治宽中益气，和脾胃，消胀满，下大肠浊气，清热散血"，豆腐中含有优质的蛋白质及大豆卵磷脂，可以促进神经、血管及大脑的生长发育，经常食用，可以起到健脑益智、强身健体、增强免疫力的功效；枸杞叶被称为地仙，其味苦、性凉，入肝、脾、肾经，具有补肾益精、清热止咳、祛风明目、生津补肝的作用。《本草述》云地骨皮"去下焦肝肾虚热，益精气，凉血坚筋骨，解有汗骨蒸肌热，疗消渴，泻胞中火，降肺中伏火，退热补正气"。上药同煮，再加入枸杞，充分利用枸杞的根茎、枝叶、果实，具有补肾益精、养肝明目、润肺止咳的功效。

3. 枸杞百合煎

【组成】枸杞30g，百合30g，干姜6g。

【制法】水煎服，每日2次。

【用法】代餐服用。

【功效】温肺化饮，润肺止咳。

【适用人群】秋季伤风咳嗽等人群。

【药效分析】百合有养阴润肺止咳、清心安神的功效。《本草择要纲目》云：百合，补中益气，止涕泪，除心下急满，润肺止嗽。干姜可温中散寒，回阳通脉，温肺化饮。枸杞滋补肝肾，益精明目，润肺止咳。上三味药水煎服，具有温肺化饮、润肺止咳的功效。

4. 砂锅枸杞乌鸡

【组成】乌骨鸡 1000g，枸杞 5g。

【制法】将鸡块放入砂锅中，加葱、姜，小火长时间炖制，待鸡肉酥烂时调入盐、胡椒粉，放枸杞再炖 20 分钟，使其充分入味，盛汤盘中即可。

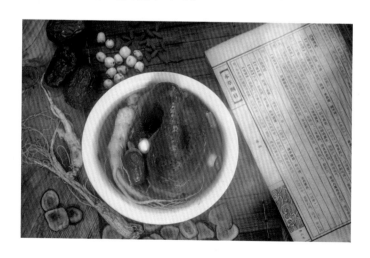

【用法】代餐服用。

【功效】补气，养阴，清热。

【适用人群】适用于肺虚喘咳人群。

【药效分析】乌鸡具有滋阴清热、补肝益肾、健脾止泻的功效。《本草纲目》中论述："乌骨鸡气味甘平无毒，补虚劳羸弱，治女人崩中带下，一切虚损诸病，煮食饮汁，捣和丸药。"现代研究认为，乌鸡含有人体不可缺少的赖氨酸、蛋氨酸和组氨酸，食用乌鸡可以明显增强人体免疫功能、延缓衰老、强筋健骨。乌鸡与枸杞同食，可以益气养阴，明显改善咳嗽等症状。

5. 桂圆鸽蛋杞子汤

【组成】鸽蛋 100g，桂圆肉 10g，黄精 10g，枸杞 10g，冰糖 15g。

【制法】砂锅置火上，加入适量清水，放入桂圆肉、枸杞、黄精，煮沸后再煮 15 分钟，把鸽蛋逐个放入锅中，放入冰糖，煮至鸽蛋熟透即可。

【用法】代餐服用。

【功效】滋阴润肺，益气血，补肝肾。

【适用人群】适宜肺燥咳嗽、气血虚弱者。

【药效分析】中医学认为，鸽蛋味甘、咸，性平，具有补肝肾、益精气、丰肌肤、助阳提神、解疮毒之功，治疗阳痿、营养不良，鸽蛋被称为"动物人参"，含有大量的优质蛋白质、少量脂肪、糖分及磷脂、铁、钙、维生素 A、维生素 B_1、维生素 D 等营养成分，是儿童、女性及体质虚弱者的滋补佳品；桂圆肉能补益心脾、养血安神。《神农本草经》中记载桂圆肉"主五脏邪气，安志，厌食，久服强魂魄，聪明"。黄精具有养阴润肺、补脾益气、滋肾填精等功效。《本草纲目》云"黄精补诸虚，填精髓"，可"使五脏调和，肌肉充盛，骨髓坚强，其力倍增，多年不老，颜色鲜明，发白更黑，齿落更生"。上三药煮汤服用，可滋阴润肺，益气养血，补益肝肾。

科 普 小 知 识

枸杞诗句欣赏

尝枸杞

宋·杨万里（1127—1206）

芥花菘菌饯春忙，夜吠仙苗喜晚尝。

味抱土膏甘复脆，气含风露咽犹香。

作斋淡著微施酪，毛茗临时莫过汤。

却忆荆溪古城上，翠条红乳摘盈箱。

第五节　心系病症药用便方

1.芝麻杞菊汤

【组成】黑芝麻 15g，枸杞 15g，何首乌 15g，杭菊花 9g。

【制法】将黑芝麻淘洗干净，与洗净的枸杞、何首乌、杭菊花一同放入砂锅内，加适量的水，煎汤。

【用法】每天服 1 剂。

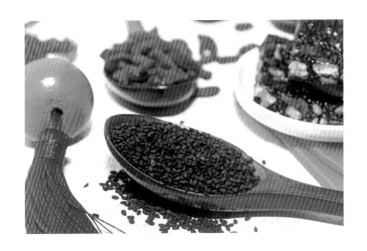

【功效】补肝肾，滋阴养血，强壮筋骨，抗衰延年。

【适用人群】适用于因肝肾不足所致胸闷、气短、头晕、视物昏花、老年白发等需要补肝肾、滋阴养血、强壮筋骨的人群。

【药效分析】黑芝麻有补益精血、润肠通便之功。现代研究表明，黑芝麻具有强抗氧化性能、调节脂质代谢、降低胆固醇、保护肝脏、降低血压、抗癌等功能。制首乌具有补肝肾、益精血、强筋骨、化浊降脂等功效。杭菊花具有疏风、清热、明目、解毒的功效。枸杞有滋补肝肾、益精明目之功。

2. 枸杞鲜蘑炒猪心

【组成】鲜蘑菇200g，猪心500g，枸杞20g，精盐、麻油等各适量。

【制法】猪心中火煮60分钟，捞出凉透，切成薄片，炒锅烧热，倒入油，放入葱、姜、枸杞、蒜、鲜蘑菇、盐，翻炒几下即成。

【用法】佐餐食用。

【功效】滋阴养心，安神。

【适用人群】适用于心悸、气短、胸闷、失眠、虚劳咳嗽等人群。

【药效分析】枸杞有滋肾、补肝、明目之功，治肝肾阴亏、头晕、目眩、虚劳咳嗽。猪心具有补虚、安神定惊、养心补血的功效，适宜心悸、惊悸恍惚、心虚多汗、失眠多梦等症。中医有"以形补形"之说，古典中医论著《素问·五常政大论》曰："虚则补之，药以祛之，食以随之。"

故在此方中用动物内脏猪心与枸杞、鲜蘑菇同食，以滋阴养心、安神。

3. 大枣杞圆酒

【组成】大枣 15g，枸杞 15g，桂圆肉 15g，白酒 500g。

【制法】将大枣、枸杞、桂圆肉加工捣碎，置容器中，加入白酒，密封，每天振摇 1 次，浸泡 14 天后过滤即成。

【用法】早、晚各 15g。

【功效】补益脾胃，养血安神，活血通络。

【适用人群】适用于脾胃虚弱型动脉粥样硬化症、冠心病等人群的保健调养。

【药效分析】大枣有补中益气、养血安神、缓和药性的功能；现代研究枣所含的芦丁，能使血管软化，从而降低血压，对高血压病有防治功效。桂圆肉有补益心脾、养血安神之效，用于气血不足，心悸怔忡，健忘失眠，血虚萎黄。白酒有通血脉、行药势之效。以上药物加枸杞酿酒，则有补益脾胃、养血安神、活血通络之功。

4. 枸杞叶芹菜粥

【组成】鲜嫩枸杞叶 30g，新鲜芹菜 60g，大米 75g，精盐适量。

【制法】将芹菜洗净切碎。枸杞叶洗净。将芹菜、枸杞叶与大米放入砂锅内，加适量水，煮为菜粥，放精盐调味即成。

【用法】早、晚分食。

【功效】清肝泻火，平肝降压，活血通络。

【适用人群】适用于肝火上炎型动脉粥样硬化症、冠心病等人群保健调养。

【药效分析】芹菜有清热利尿、降压去脂之功效。枸杞叶具有养心、开窍、健胃等多种功效。大米有补中益气、滋阴润肺、健脾和胃、除烦渴的作用。古代养生家还倡导"晨起食粥"以生津液。以上食材熬粥，则可清肝泻火，平肝降压，活血通络。

5. 春笋炒枸杞

【组成】枸杞叶 500g，熟笋 50g，精盐 3g，生姜末 1g，白糖 20g，黄酒 20g，味精 1g，植物油适量。

【制法】选枸杞叶嫩者用清水洗净，沥干水分，熟笋洗净切细丝。炒锅烧热加植物油，烧到八成熟，放精盐，再投入枸杞叶、笋丝一起煸炒，加黄酒、糖、味精至卤汁起滚，迅速起锅装盘。

【用法】佐餐食用。

【功效】滋补肝肾，活血通络，化痰降脂。

【适用人群】适用于肝肾阴虚、血脉瘀阻型动脉粥样硬化症、冠心病等。

【药效分析】枸杞叶有养心、开窍、健胃等多种功效。竹笋"味甲诸蔬"，性味甘凉，具有"利九窍、通血脉、化痰涎、消食胀"（《本草纲目拾遗》）的作用，尤独善于清化热痰。现代医学则认为，竹笋可吸附脂肪，促进食物发酵，助消化和排泄，是减肥者较为理想的食物之一。

【注意事项】竹笋因含粗纤维和草酸钙较多，故胃痛、胃溃疡、胃出血、肾结石及肠炎患者应慎食或忌食。

科普小知识

枸杞诗句欣赏

秋征

明·肖如薰（1573—1620）

新秋呈霁色，塞草正在茸。

杞树珊瑚果，兰山翡翠峰。

山郊分虎旅，乘障息狼烽。

坐乏纾筹策，天威下九重。

第六节　脑系病症药用便方

1.枸杞冬花茶

【组成】枸杞、麦冬各 10g，红花 5g。

【制法】将所有原料洗净、控干，放入茶杯中，冲入沸水浸泡片刻即可。

【用法】每日 1 剂，代茶频饮。

【功效】补肾养阴活血。

【适用人群】适用于脑卒中后舌短不语、足痿不行，或偏瘫、半身不遂等需要养阴活血者。

【药效分析】中医学认为，麦冬养阴生津，润肺清心。《医学衷中参西录》言其"能入胃以养胃液，开胃进食，更能入脾以助脾散精于肺，定喘宁嗽"。红花能活血通经，散瘀止痛。《本草纲目》中记载："活血，润燥，止痛，散肿，通经。"枸杞补益肝肾。以上三味共用，具有补肾活血、养阴生津的作用。

2. 黄芪枸杞猪肉汤

【组成】黄芪 30g，红枣 10 枚，当归、枸杞各 10g，瘦猪肉 100g，盐、味精、葱、姜、蒜、花椒各适量。

【制法】猪肉洗净，切片。黄芪、红枣、当归、枸杞用纱布包起成药包。汤锅中放入肉片、药包、葱、姜、蒜、花椒，加适量水烧开，待肉片熟透后调入盐、味精即可。

【用法】吃肉、喝汤，每日 1 剂。

【功效】补气益精，活血化瘀。

【适用人群】适用于中风后遗症，尤其是肾虚精亏所致的暗哑失语、心悸气短、腰膝酸软、肢体痿废、手足麻木、半身不遂等，以及其他需要补气益精、活血化瘀类疾病。

【药效分析】中医学认为，黄芪有健脾补中、升阳举陷、益卫固表、利尿、托毒生肌之功。《药品化义》曰："若气有余，表邪旺，腠理实，三焦火动，宜断戒之。至于中风手足不遂，痰壅气闭，始终皆不加。"红枣有补中益气、养血安神、缓和药性的功能；而现代的药理学则发现，红枣含有蛋白质、糖类、有机酸、维生素 A、维生素 C、多种微量钙及氨基酸等丰富的营养成分。李时珍在《本草纲目》中说："枣味甘、性温，能补中益气、养血生津，用于治疗脾虚弱、食少便溏、气血亏虚等疾病。"当归补血活血，调经止痛，润燥滑肠。瘦猪肉含蛋白质较高，味甘、咸，能滋阴润燥，可提供血红素（有机铁）和促进铁吸收的半胱氨酸，能改善缺铁性贫血。以上合用，可补气益精，活血化瘀。

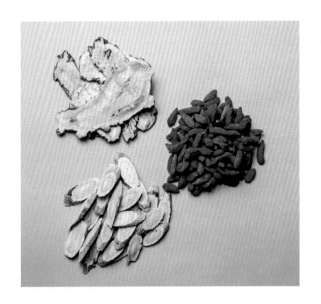

3. 枸杞黄精煲鹌鹑

【组成】鹌鹑肉 250g，枸杞 30g，黄精 30g，料酒 5g，盐 2g，味精 1g，姜片 5g，大葱段 5g。

【制法】将鹌鹑宰杀，去毛及内脏后洗净。枸杞、黄精洗净，控干，装入鹌鹑腹内。汤锅内倒入适量水，置火上，放入鹌鹑、姜片、葱段、料酒，小火煲至鹌鹑肉熟透。加盐、味精调味，捞去药渣即可。

【用法】吃肉、喝汤，每周 2 剂。

【功效】补五脏，强筋骨。

【适用人群】适用于中风后遗症，以及脑卒中后遗症、下肢萎缩、腰膝无力、肝肾亏虚、性功能减退等症。

【药效分析】鹌鹑肉为高蛋白、低脂肪、低胆固醇的禽肉，适用于营养不良、体虚乏力、贫血、头晕、肾炎、浮肿、泻痢、高血压、肥胖症、动脉硬化者。鹌鹑肉中所含丰富的卵磷脂可生成溶血磷脂，具有抑制血小板凝集的作用，保护血管壁，防止动脉硬化，磷脂是高级神经活动不可缺少的营养物质，具有健脑的作用。黄精具有补气养阴、健脾、润肺、益肾之效。现代药理学研究发现，其具有降糖、抗疲劳、抗氧化、延缓衰老的作用。鹌鹑肉、黄精与枸杞搭配，佐以各种辅料，共同发挥补五脏、强筋骨的作用。

4. 枸杞叶炒猪心

【组成】枸杞叶 250g，猪心 1 个，精盐、水淀粉、白糖、酱油、菜油各适量，味精少许。

【制法】将猪心洗净，切成薄片；枸杞叶去杂质洗净。炒锅放菜油烧热，投入猪心片，烹入料酒煸炒，待猪心变色时，放入枸杞叶，加入精盐、白糖、酱油，炒至枸杞叶发软时，用湿淀粉勾芡，起锅装盘即成。

【用法】以家常菜食用。

【功效】益精明目，养心安神。

【适用人群】适用于神经衰弱、睡眠不佳、疲劳乏力等人群。脑力劳动者常食，对增强记忆力、维持思维敏锐有帮助。

【药效分析】枸杞叶能补虚益精，清热，止渴，祛风明目。猪心具有补虚、安神定惊、养心补血的功效，适宜心悸、惊悸恍惚、心虚多汗、失眠多梦等症。以上两味合用，配伍佐料，能够益精明目，养心安神。

5. 黄精首乌杞子酒

【组成】黄精50g，何首乌30g，枸杞30g，白酒1000g。

【制法】将三味药洗净后浸泡酒中，封上瓶口，7天后便可饮用。

【用法】1次服一小盅，每日2次，空腹饮用。

【功效】补益精血，乌须明目。

【适用人群】适用于肝肾精血亏虚所致的头目眩晕，视物模糊，腰膝酸软，须发早白，心悸不宁，失眠多梦等病证。

科普小知识

枸杞诗句欣赏

竹枝词

清·黄恩赐（1716—1772）

六月杞园树树红，宁安药果擅寰中。

千钱一斗矜时价，绝胜痩田岁早丰。

亲串相遗各用情，年年果实喜秋成。

永康酒枣连瓶送，蒸枣枣园夙擅名。

第七节　肾系病症药用便方

1. 枸杞炖鲫鱼

【组成】枸杞50g，活鲫鱼3尾，香菜、葱、姜、醋、盐、味精、料酒、香油、猪油、胡椒粉、清汤、奶汤各适量。

【制法】将枸杞用温水洗净。活鲫鱼除去鳞、鳃和内脏，洗净，用开水略烫一下，在鱼身上每隔2cm斜刀切一个十字花刀，放在开水锅中烫约4分钟，捞出控水。铁锅内放入猪油，置大火上烧热，依次投入胡椒粉、葱丝、姜末，随后加入清汤、奶汤、味精、盐、鲫鱼、枸杞，烧沸，改小火炖20分钟，加入香菜段、醋，淋入香油即成。

【用法】佐餐服。

【功效】补肝益肾，健脾利水。

【适用人群】适用于肝肾阴虚、脾胃虚弱所致水肿等病证。

【药效分析】鲫鱼健脾和胃，利水消肿，通血脉。《滇南本草》曰："和五脏，通血脉，消积。"《医林纂要》曰："鲫鱼性和缓，能行水而不燥，能补脾而不濡，所以可贵耳。"枸杞有"滋肾，润肺，明目"(《本草纲目》)、"润肺生津，补肾填精"(《本草汇言》)之功。以上二味合用，可补肝益肾，健脾利水。

【注意事项】《绍兴本草》曰："热疾者尤不宜食之。"《宝庆本草折衷》曰："忌猪肝。""若多食，亦能动火。"《本草择要纲目》曰："夏月热痢有益，冬月不宜。"《药性切用》曰："泻痢忌之。"

2. 芹菜荠菜枸杞叶汁

【组成】新鲜芹菜（包括根、茎、叶）100g，荠菜80g，枸杞叶150g。

【制法】将芹菜、荠菜去杂质，保留根、茎、叶，洗净，放入温开水中浸泡10分钟，取出后切细或切成碎末，备用。再将新鲜枸杞叶择洗干净，放入温开水中浸泡10分钟，取出后切成碎末，与芹菜及荠菜碎末同放入家用榨汁机中，快速绞打成浆汁，用洁净纱布过滤，收取滤汁放入容器即成。

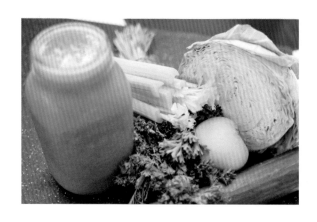

【用法】每天早、晚分饮。

【功效】补肝益肾，疏肝泻火。

【适用人群】适用于高血压、泌尿系感染的辅助治疗。

【药效分析】中医学认为，芹菜能"清理胃中浊湿"（《本经逢原》），"治肝阳头昏，面红目赤，头重脚轻，步行飘摇等症"（《本草推陈》）。荠菜"主利肝气、和中"（《名医别录》）、"明目、益胃"（《本草纲目》）。枸杞叶补虚益精，清热，止渴，祛风明目。其含有丰富的钙、铁、锌等微量元素，具有降血压及降血脂的功效，可以增强人体的免疫功能及抵抗能力。以上三味为药食同源之品，三味共用，可补肝益肾，疏肝泻火。

3. 杞戟鸡肠汤

【组成】鸡肠1副，巴戟天、枸杞各10g。

【制法】先将鸡肠洗净，控干。巴戟天、枸杞分别洗净，控干。将鸡肠、巴戟天、枸杞放入锅中，加入 2 碗水，煮至水剩 1 碗后加盐、料酒调味即可。

【用法】饮汤、食鸡肠、嚼食枸杞。每日 1 剂。

【功效】补肾益阳。适用于肾虚遗尿等。

【适用人群】适用于遗尿的辅助治疗。

【药效分析】巴戟天补肾阳，强筋骨，祛风湿，适用于阳痿遗精，宫冷不孕，月经不调，少腹冷痛，风湿痹痛，筋骨痿软。枸杞益精明目，滋补肝肾。鸡肠子主治遗尿，遗精，白浊，痔漏。《神农本草经》载其"主遗溺"。《名医别录》言其治"小便数不禁"。《本草纲目》记载鸡肠能"止遗精，白浊，消渴"。

4. 五圆全鸡

【组成】母鸡 1 只，桂圆 15g，荔枝 15g，黑枣 15g，莲子 15g，枸杞 15g，冰糖屑 20g。

【制法】母鸡宰杀，去毛、爪及内脏，洗净，入沸水锅烫透，放在蒸煮用的大钵内，加足量清水（以淹没母鸡为度），待用。桂圆、荔枝、莲子、枸杞、黑枣分别择洗干净，桂圆、荔枝去壳核，莲子去心，黑枣去核，与枸杞同放入炖钵内，用大火煮沸，改用小火煨炖 2 小时，待鸡肉熟烂即成。

【用法】佐餐食用。

【功效】滋阴养血，补益脾肾。

【适用人群】适用于腰酸腰痛、耳鸣、面色苍白及体虚无力等。

【药效分析】母鸡具有补血补气、补虚老、强健脾胃之功，同时其中含有大量的氨基酸，可使身体发虚的人增强抵抗力。桂圆益心脾，补气血，安神志，据《本草纲目》记载，久服可强魄聪明，轻身不老，通神明，开胃益脾，补虚，长智。荔枝味甘、酸，性温，具有补脾益肝、健脑益智、生津止呕之功效，古人对它很是推崇，有"人间仙果料""佛果"之美称。研究表明，荔枝含有丰富的葡萄糖，一般含量高达 60%。黑枣含有丰富的膳食纤维与果胶，可以帮助消化和软便，同时富含维生素，有极强的增强体内免疫力的作用，多用于补肾。莲子功专补脾止泻、益肾涩清、养心安神。再加上枸杞补益肝肾，上药共同煲汤服用，则有滋阴养血、补益脾肾之功。

5. 木耳河虾枸杞汤

【组成】黑木耳 10g，枸杞 30g，淡水河虾 200g，香菇 15g，黄酒、植物油、葱花、生姜末、精盐、湿淀粉各适量。

【制法】枸杞择洗干净，放入碗中，用温水浸泡。黑木耳、香菇用温水泡发，黑木耳去蒂，撕成小朵状，香菇去杂质，洗净，切成片，待用。河虾择洗干净，放入烧至七成热的油锅，急火熘炒，加葱花、生姜末、黄酒，待其色泽泛红时，加入黑木耳、香菇、枸杞，翻炒，加适量清水，改用小火煨煮30分钟，用湿淀粉勾薄芡，加精盐少许，拌匀即成。

【用法】佐餐食用。

【功效】健脾益肾，凉血止血。

【适用人群】适用于慢性肾盂肾炎，见有腰部酸痛、神倦乏力、小便余沥、面色苍白等。

【药效分析】黑木耳具有润肺补脑、活血止血、补气养血、润肺止咳、抗凝血、降压、抗癌、运血之功效，据《药性论》记载："蕈耳，古槐、桑树上者良。能治风，破血，益力，其余树上多动风气，发痼疾，令人肋下急，损经络，背膊闷。次柘木者良。"河虾性温味甘，入肝、肾经，虾肉有补肾壮阳、通乳抗毒、养血固精、化瘀解毒、益气滋阳、通络止痛、开胃化痰等功效。香菇可健体益智。以上几味与枸杞同食，则可健脾益肾，凉血止血。

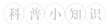

科普小知识

枸杞诗句欣赏

咏宁夏属植物

于右任（1879—1964）

枸杞实垂墙内外，骆驼草耿路高低。

沙蒿五色斓如锦，发菜千丝柔似蕙。

比屋葡萄容客饱，上田婴奥任儿吃。

朔主天府须栋梁，蓬转于思复而思。

第八节 改善睡眠药用便方

1. 酸枣杞子茶

【组成】茶叶 1g，酸枣仁 1g，枸杞 10g，核桃仁 10g，黑芝麻粉 10g。

【制法】核桃仁压成颗粒，将茶叶、酸枣仁、枸杞用沸水冲泡 5 分钟，取其汤加入黑芝麻粉、核桃粉冲开，调匀即可饮用。

【用法】每日 1 剂，可多次冲饮。

【功效】滋补肝肾，养阴安神，防癌，抗衰老。

【适用人群】适用于失眠、健忘等。

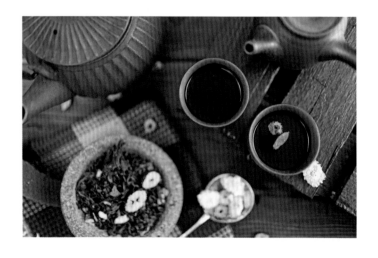

【药效分析】酸枣仁宁心安神，养心补肝，敛汗生津；黑芝麻补益肝肾，养血润燥，可提高免疫功能；核桃仁具有健脑益智、补肾益气的功能，配合枸杞、茶叶可补肝益肾，养阴安神。

2. 杞圆安神酒

【组成】枸杞、桂圆肉各60g，大枣10枚，白酒500mL。

【制法】将前3味捣碎，置容器中，加入白酒，密封，经常摇动，浸泡7日后过滤去渣即成。

【用法】每次服10～20mL，日服1～2次。

【功效】补肝肾，益精血，养心脾。

【适用人群】适用于肝肾不足、血不养心所致的头晕目眩、腰膝酸软、头昏耳鸣、心悸健忘、失眠、食欲不振、神志不安等症。

【药效分析】枸杞有滋补肝肾、益精明目的功效。桂圆肉有补益心脾、养血安神的功效。大枣补中益气，养血安神，用于脾虚食少，乏力便溏，妇人脏躁。白酒可通血脉，御寒气，行药势。《本草拾遗》言其"通血脉，厚肠胃，润皮肤，散湿气"。将枸杞、桂圆肉、大枣浸入白酒中，每次饮一小杯，可补心益肾，益智安神。

3. 补益杞圆酒

【组成】枸杞、桂圆肉各60g，优质白酒500g。

【制法】将上药浸入酒中，封固，7天后即可饮用。

【用法】每次饮一小杯，每日 1～2 次。

【功效】补心益肾，益智安神。

【适用人群】适用于头晕目眩，目昏多泪，腰酸肢倦，健忘，失眠，神志不宁等症。无明显症状者亦可饮用，有滋补之功。

4. 枸杞莲子心茶

【组成】枸杞 15g，莲子心 3g。

【制法】将枸杞、莲子心同入杯中，用沸水冲泡，加盖闷 10 分钟即成。

【用法】代茶饮，可连续冲泡 3～5 次，当天饮完。

【功效】滋阴降火，养心安神。

【适用人群】适用于失眠、头昏耳鸣、心悸健忘等症。

【药效分析】中医学认为，莲子心清心安神，交通心肾，涩精止血。枸杞滋补肝肾，益精明目。二药共煮，有滋补肝肾、清心安神之效。

5. 牡蛎枸杞汤

【组成】鲜牡蛎肉 200g，枸杞 20g，精盐、麻油各适量。

【制法】将洗净的牡蛎肉切成片，与枸杞同入砂锅，加适量水，先大火煮沸，再文火炖至牡蛎肉熟烂，调入精盐、麻油，再煮片刻即成。

【用法】佐餐食用。

【功效】养阴补心，宁心安神。

【适用人群】适用于阴虚火旺性失眠、多梦等。

【药效分析】鲜牡蛎肉有镇静安神、潜阳补阴、软坚散结的功效。煅牡蛎收敛固涩。《本经》言其"主伤寒寒热，温疟洒洒，惊恚怒气，除拘缓鼠瘘，女子带下赤白。久服强骨节"。现代药理研究表明，牡蛎有收敛、镇静、解毒、镇痛的作用。枸杞有滋补肝肾、益精明目的功效。上述食材同煎煮，可养阴补心，宁心安神。

6. 老姜枸杞羊肉汤（适合更年期综合征）

【组成】羊肉 600g，枸杞 15g，盐两小匙，醋、料酒各半碗，老姜一大块，植物油两大匙。

【制法】羊肉洗净，切块，倒入加醋的沸水锅中氽烫，去除腥膻味，捞起控水。老姜（不去皮）洗净，拍裂。炒锅置火上烧热，放入植物油，爆香姜块，放入羊肉块拌炒，加入料酒和 8 碗水，下枸杞煮沸，改小火慢炖约 1 小时，待羊肉熟烂后加盐调味即可。

【用法】佐餐食用。

【功效】滋补肝肾，健脾补中。

【适用人群】适用于更年期头晕目眩、惊慌易怒、失眠、胸口发热、耳鸣心悸、盗汗、潮热等。

【药效分析】中医学认为，羊肉淳浓温厚，暖肝脾而助生长，缓迫急而止疼痛，大补温气之剂也。温肝脾而扶阳，止疼痛而缓急。枸杞滋补肝肾，益精明目。《药性类明》言生姜"温中益脾胃"，脾胃之气温和健运。上物合煮，滋补肝肾，健脾补中。

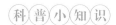

科普小知识

枸杞诗句欣赏

湛处士枸杞架歌

唐·皎然

天生灵草生灵地，误生人间人不贵。

独君井上有一根，始觉人间众芳异。

拖线垂丝宜曙看，裴回满架何珊珊。

春风亦解爱此物，袅袅时来傍香实。

湿云缀叶摆不去，翠羽衔花惊畏失。

肯羡孤松不凋色，皇天正气肃不得。

我独全生异此辈，顺时荣落不相背。

孤松自被斧斤伤，独我柔枝保无害。

黄油酒囊石棋局，吾羡湛生心出俗。

撷芳生影风洒怀，其致翛然此中足。

第九节　高血压药用便方

1.杞菊决明子茶

【组成】枸杞 10g，决明子 10g，菊花 5 朵。

【制法】先将决明子洗净，然后热锅，可以用炒锅或者平底煎锅。将决明子放入锅中，小火干炒至有香味，并且听到噼啪的响声即可。还可以用坚硬的利器将炒后的决明子敲碎，这样效果更好。最后将炒决明子、枸杞、菊花三者用沸水冲泡，闷 15 分钟左右即可饮用。

【用法】此为一天用量，可反复冲泡。

【功效】扩张冠状动脉、改善微循环、降低血脂、降低血压。

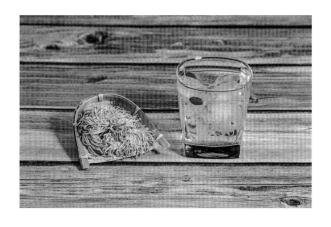

【适用人群】适用于具有冠状动脉粥样硬化、高血脂、高血压等症状者。

【药效分析】决明子味甘、苦、咸，性微寒，归肝、大肠经，具有清肝明目、润肠通便之功；菊花具有疏散风热、平抑肝阳、清肝明目、清热解毒之功。此二药与枸杞同用，共奏扩张冠状动脉、改善微循环、降低血脂、降低血压之功。

【注意事项】泄泻者忌用。

2. 杞枣芹菜汤

【组成】鲜芹菜梗 120g，红枣 30g，枸杞 25g。

【制法】芹菜梗洗净，切段。红枣、枸杞洗净。芹菜段、红枣、枸杞同放入锅中，加适量清水，煮 30 分钟即可。

【用法】代餐服用。

【功效】清热平肝，健脾养心。

【适用人群】适宜高血压、冠状动脉粥样硬化性心脏病、慢性肝炎证属肝经有热、心脾不足者常食。

【药效分析】鲜芹菜梗具有平肝凉血、清热利湿的功效。现代研究表明，芹菜的生物碱提取物对动物有镇静作用，减少自发活动，延长戊巴比妥钠的睡眠时间，消除防御性条件反射。红枣可补中益气，养血安神。《神农本草经》言其"主心腹邪气，安中养脾，助十二经。平胃气，通九窍，补少气少津液，身中不足，大惊，四肢重，和百药"。现代研究表明，红枣可降低血清谷丙转氨酶水平。枸杞主要有滋补肝肾、益精明目的功效。上述食材一起煎煮，久服可清热平肝，健脾养心。

3. 枸杞炒芹菜

【组成】芹菜200g，枸杞10g，葱、姜、盐、味精、花生油各适量。

【制法】芹菜择去根、叶，洗净、切段。枸杞、芹菜分别入沸水中焯一下。炒勺加油烧热，下芹菜煸炒片刻，放入枸杞、葱末、姜末，调入盐、味精，翻炒几下出锅即可。

【用法】代餐服用。

【功效】滋补肝肾，平肝降压。

【适用人群】高血压。

【药效分析】枸杞滋肾补肝；芹菜味甘、性凉，具有清热利尿、降压去脂之功，并且现代研究表明，芹菜富含蛋白质、碳水化合物、胡萝卜素、B族维生素、钙、磷、铁、钠等。二者同食，则有滋补肝肾、平肝降压之功。

4. 山楂枸杞煮牛肉

【组成】瘦牛肉200g，枸杞12g，山楂15g，胡萝卜100g，姜5g，葱10g，素油50g，盐3g。

【制法】将山楂洗净，去核，切成片。枸杞洗净，择去杂质。牛肉洗净，切成4cm见方的块。胡萝卜切成3cm见方的块。姜切片，葱切段。炒锅置于武火上，加入素油，待油烧至六成热时加入姜、葱爆香，放入牛肉、胡萝卜、山楂、枸杞、盐，加入 400mL 清水，用文火煮 1 小时即成。

【用法】代餐服用。

【功效】散瘀血，降血压，益气力。

【适用人群】特别适用于肝肾阴虚型高血压。

【药效分析】中医学认为，牛肉味甘、性平，归脾、胃经，具有补脾胃、益气血、强筋骨、消水肿等功效，《本草拾遗》曰其可"消水肿，除湿气，补虚，令人强筋骨、壮健"。胡萝卜含有丰富的维生素 A、β-胡萝卜素，以及钙、镁、铁、锌等矿物质，能够维持和改善视觉功能，预防和抑制上皮细胞癌，抗氧化，预防神经血管畸形，再加上山楂可消食健胃，行气散瘀。上三种与枸杞同食，可有散瘀血、降血压、益气力之功。

5. 天麻枸杞瘦肉粥

【组成】天麻、枸杞各 12g，猪肉、粳米各 100g，盐少许。

【制法】将枸杞洗净，控干水分。天麻洗净，切成薄片。猪瘦肉洗净，切成丝。粳米淘洗干净，控干水分。粳米入锅，加清水 1000mL，置武火上烧至沸腾，加入天麻片、枸杞、猪肉丝、盐，熬煮成粥即成。

【用法】代餐服用。

【功效】滋阴潜阳，平肝通络。

【适用人群】用于肝肾阴虚型高血压属头晕目眩者。

【药效分析】中医学认为，天麻富含天麻素、香荚兰素、蛋白质、氨基酸、微量元素，有镇静、镇痉、镇痛、补虚、平肝息风的功效。猪肉可补虚，滋阴，养血，润燥。《随息居饮食谱》曰："豮猪肉，补肾液，充胃汁，滋肝阴，润肌肤，利二便，止消渴，起尪羸。"粳米具有养阴生津、除烦止渴、健脾胃、补中气的作用。与枸杞四者同食，则可滋阴潜阳，平肝通络。

科 普 小 知 识

枸杞诗句欣赏

与刘令食枸杞

宋·朱翌

周党过仲叔，菽水无菜茹。

我盘有枸杞，与子同一箸。

若比闵县令，已作方丈富。

但令齿颊香，差免腥膻污。

我寿我自知，不待草木辅。

政以不种勤，日夕供草具。

更约傅延年，一饭美无度。

解衣高声读，苏陆前后赋。

第十节　高血脂药用便方

1. 山楂枸杞茶

【组成】山楂 15g，枸杞 15g。

【制法】山楂切成薄片，枸杞洗净，一起放入杯中，沸水冲泡，闷 30 分钟。

【用法】此为一天用量，可反复冲泡。

【功效】补肝益肾，补血益智，强身明目。

【适用人群】适用于继发性脑萎缩及老年性心血管疾病、高脂血症、冠状动脉粥样硬化的人群。

【药效分析】山楂味酸、甘，性微温，归脾、胃、肝经，具有消食健胃、行气散瘀、化浊降脂之功，与枸杞同用，共奏补肝益肾、补血益智、强身明目之功。

【注意事项】孕妇慎用。进食高蛋白及高脂肪食物后再进食山楂易引起胃石症。

2. 决明枸杞茶

【组成】决明子 12g，枸杞 5g。

【制法】杯中放入决明子、枸杞，倒入 500mL 沸水，冲泡约 10 分钟后即可饮用。

【用法】代茶饮。

【功效】滋补肝肾，润肠通便，可预防高血压、高血脂，保护视力。

【适用人群】高脂血症患者。

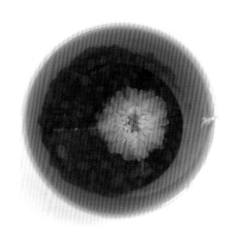

3. 木耳核桃枸杞羹

【组成】黑木耳 3～5 朵，核桃 2 个，枸杞 10 粒，大枣 4 枚。

【制法】将黑木耳、核桃、枸杞和大枣洗净，放入容器中，隔水炖 10 分钟即可。

【用法】早晨空腹吃下。

【功效】滋补肝肾，益精明目。

【适用人群】高脂血症患者。

【注意事项】相火炽盛、阳强易举者忌服。气虚便溏者不宜用。

4. 黑豆山楂杞子饮

【组成】黑豆 50g，山楂、枸杞各 30g，红糖 10g。

【制法】将枸杞去杂质，洗净。山楂切碎，去核。两者与洗净的黑豆同入砂锅，加足量水，浸泡 1 小时。待黑豆泡透，用大火煮沸，改用小火煨煮 1 小时，待黑豆酥烂时，加红糖拌匀即成。

【用法】每天早、晚分别食豆、饮汤。

【功效】养心益肾，补虚健脾，化瘀降脂。

【适用人群】适用于高脂血症、脂肪肝等。

【药效分析】黑豆味甘、性平，归脾、肾经，具有益精明目、养血祛风、利水、解毒之功；山楂味酸、甘、性微温，归脾、胃、肝经，具有消食健胃、行气散瘀、化浊降脂之功。此二药与枸杞、红糖同用，共奏养心益肾、补虚健脾、化瘀降脂之功。

【注意事项】孕妇慎用。进食高蛋白及高脂肪食物后再进食山楂易引起胃石症。

5. 降脂饮

【组成】枸杞 10g，何首乌 12g，决明子 10g，山楂 15g，丹参 20g。

【制法】所有原料均淘洗净，控干水分。将上述原料一同放入砂锅中，加适量水，用文火煎煮，清取约 1500mL

药汁，用保温瓶保存。

【用法】每日 1 剂，作茶频饮。

【功效】补益肝肾，活血化瘀，护肝明目，润肠通便。

【适用人群】特别适宜于肝肾阴虚或气滞血瘀型脂肪肝、高脂血症。

【药效分析】何首乌补肝益肾、养血祛风；丹参活血祛瘀；山楂化浊降脂；决明子润肠通便。结合枸杞，共奏补益肝肾、活血化瘀的功效。

科 普 小 知 识

枸杞诗句欣赏

慈恩寺枸杞

宋·李复

枸杞始甚微，短枝如棘生。

今兹七十年，巨干何忻荣。

偶以遗樵薪，遂有嘉树名。

雨露养秋实，错落丹乳明。

细蔓如牵牛，半枯犹络索。

晚叶已老硬，不堪芼吾羹。

根大多灵异，岁久精气成。

为取入刀圭，颓颠扫霜茎。

第十一节　虚劳疾病药用便方

1. 清心醒脑茶

【组成】牡丹皮、地骨皮各 5g。

【制法】将上述诸药用开水冲泡饮服。

【用法】代茶饮，宜常服。

【功效】醒神宁心，益肾疏肝。

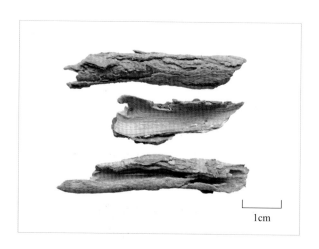

1cm

【适用人群】有气短疲乏、骨蒸潮热、夜热早凉等症状者适用。

【药效分析】地骨皮为枸杞的根，具有清热凉血之功，能去气中之热，此物凉而不峻，可理虚劳，气轻而辛，亦可清肺热。牡丹皮味苦、辛，性微寒，归心、肝、肾经，具有清热凉血、活血化瘀、退虚热等功效。

【注意事项】脾胃虚寒泄泻者忌用。

2. 枸杞黄芪红花茶

【组成】枸杞、黄芪各 10g，红花 5g。

【制法】将枸杞、黄芪洗净，和红花一并放入茶杯中，冲入沸水浸泡片刻即成。

【用法】代茶饮，宜常服。

【功效】活血化瘀，补气固本。

【适用人群】适用于气虚乏力、自汗、肝肾亏虚、心肌缺血的人群。

【药效分析】黄芪可补气固表，利尿生肌，增强免疫力；红花补血活血，祛瘀生新；枸杞滋补肝肾。三药共用，有补有通，共奏补气固本之效。

【注意事项】孕妇及月经过多者慎用。

3. 枸杞羊肾粥（《饮膳正要》）

【组成】枸杞叶 500g，羊肾 1 对，葱白 1 茎，羊肉 250g。

【制法】将新鲜羊肾剖开，洗净，去内膜，细切；羊肉洗净，切碎。用枸杞叶煎汁，去滓，同羊肾、羊肉、葱白、粳米一起煮粥，待粥成后，加入细盐少许，稍煮即可。

【用法】早、晚餐时空腹食，每次 1 碗。宜常服。

【功效】滋肾阴，壮元阳，益肾气，补虚劳。

【适用人群】适用于肾虚劳损，阳气衰败，腰脊疼痛，腿脚痿弱，头晕脑鸣，听力减退或耳聋，阳痿，尿频或遗尿者。

【药效分析】中医学认为，枸杞叶有补虚益精、清热止渴、祛风明目之功。羊肾味甘，性温，能补肾气，益精髓。主肾虚劳损，腰脊酸痛，足膝软弱，耳聋，阳痿，尿频。李时珍在《本草纲目》中说："羊肉能暖中补虚，补中益气，开胃健身，益肾气，养胆明目，治虚劳寒冷，五劳七伤。"葱白辛散，能发汗解表，通阳利尿。粳米补中益气，健脾和胃，除烦渴，止泻痢。上物共煮，共奏滋肾阴、壮元阳、益肾气、补虚劳之功。

【注意事项】以冬季食用为好，阳盛发热或性功能亢进者不可选用。

4. 枸杞山药粥（《饮食疗法 100 例》）

【组成】生山药 100g，枸杞 10g，大米 1 杯。

【制法】大米淘洗净，沥干水分。枸杞洗净，控干水分。生山药去皮，切片。汤锅中倒入 8 杯清水煮开，放入大米、山药、枸杞，煮至滚开时稍加搅拌，改中小火熬煮 30 分钟即成。

【用法】当主食食用，宜常食之。

【功效】益肾健脾，补血明目。

【适用人群】适宜有大便溏泄不成形、四肢乏力、懒言少动、眼睛干涩、掉发、血虚等症的人群。

【药效分析】中医学认为，山药入肺、脾、肾经，具有健脾胃、补肺气、益肾精之功。现代研究发现，山药中含有的皂苷可以调整血压，降低血脂，抵抗肿瘤，辅助治疗癌症。以上诸味共用，可益肾健脾，补血明目，增强体力和免疫力。

【注意事项】山药有收涩的作用，故大便燥结者不宜食用。另外，有实邪者忌食山药。

5. 枸芪红枣粥

【组成】枸杞、黄芪各 10g，红枣 5 枚，大米适量。

【制法】将黄芪择净，加水煎煮 30 分钟，去渣取汁，加枸杞、红枣、大米煮粥即成。

【用法】食粥，每日 1 剂，早、晚分服。

【功效】补气固表。

【适用人群】气虚汗多、卫表不固者。

【药效分析】黄芪有益气固表、敛汗固脱、托疮生肌、利水消肿之功效。红枣功专补脾和胃、益气生津、养血安神、缓和药性。以上诸味共用，可补气固表。

【注意事项】表实邪盛，气滞湿阻，食积停滞，痈疽初起或溃后热毒尚盛等实证及阴虚阳亢者，均须禁服。

㊗㊞㊙㊚

科普小知识

──────── 枸杞诗句欣赏 ────────

谢顾良弼送甘州枸杞

明·吴宽

畦间此种看来无，绿叶尖长也自殊。

似取珊瑚沉铁网，空将薏苡作明珠。

菊苗同摘凭谁赋，药品兼收正尔须。

曾是老人宜服食，只今衰病莫如吾。

第十二节　糖尿病药用便方

1. 胡萝卜枸杞茶

【组成】新鲜胡萝卜 150g，枸杞 30g。

【制法】将新鲜胡萝卜切碎，放入榨汁机中，加适量凉开水绞榨取汁，用洁净纱布过滤，盛入杯中备用。将枸杞去杂，洗净后放入砂锅，加足量水，大火煮沸后，改用小火煨煮 30 分钟，调入胡萝卜汁液，再煮至沸即成。

【用法】每天早、晚分饮。

【功效】补肾明目，润燥降糖。

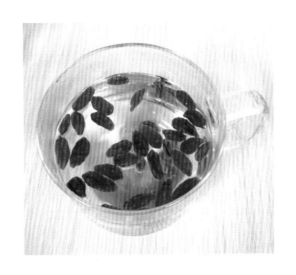

【适用人群】适用于糖尿病、夜盲症。

【药效分析】枸杞滋补肝肾，润肺益精明目。《医林纂要》记载，胡萝卜有润肾命、壮元阳、暖下部、除寒湿之功效。现代研究表明其富含维生素A，可提高人体免疫力。二者共煮为茶饮，有补肾明目之功。

【注意事项】研究发现，妇女摄入大量胡萝卜素会引起闭经和抑制卵巢的正常排卵功能，故备孕期妇女不宜多食。

2. 杞枣豆汁饮

【组成】枸杞15g，大枣50g，鲜豆浆500g。

【制法】将枸杞、大枣洗净，加水300mL，用小火煎煮15分钟，再倒入鲜豆浆煮沸便可饮用。

【用法】代茶饮。

【功效】调节血糖代谢。

【适用人群】适用于糖尿病低血糖症出现的头晕、心悸、出虚汗、脾虚食少、乏力便溏、妇人脏躁等。

【药效分析】枸杞滋阴补肾，益精明目。《药性论》云其"能补精气诸不足，易颜色，变白，明目，安神"。大枣补中益气，养血安神。二者辅以鲜豆浆，以达益气安神滋阴之效。《名医别录》云大枣"补中益气，强力，除烦闷，疗心下悬，肠僻澼"。豆汁极富蛋白质、维生素C、粗纤维和糖，营养价值并不逊于酸牛奶，有祛暑、清热、温阳、健脾、开胃、去毒、除燥等功效。将枸杞和大枣二者辅以鲜豆汁，以达益气安神滋阴之效，长时间服用可有调节血糖代谢的作用。

【注意事项】忌食生冷之物。

3. 枸杞芝麻消渴糊

【组成】黑芝麻、陈粟米各300g，薏苡仁、枸杞、天花粉各100g，天冬、麦冬各40g，西洋参20g。

【制法】将黑芝麻、陈粟米、薏苡仁、天花粉分别去杂，淘洗干净，晒干或烘干，用小火或微火炒熟，勿使其焦，呈微黄者为优，共研成细粉，备用。将枸杞、天冬、麦冬、西洋参分别洗干净，晒干或烘干，共研为细粉，与黑芝麻粉、陈粟米粉、薏苡仁粉和天花粉入罐，密封收贮待用。

【用法】每天 2 次，每次 1 包（30g），放入大碗中，用刚煮沸的开水冲调成糊，温热食之。

【功效】补益肝肾，生津止渴，降糖降压。

【适用人群】适用于糖尿病、高血压等肝肾阴虚的人群调养。

【药效分析】黑芝麻有补肝肾、益精血、润肠燥的作用。薏苡仁有利水渗湿、健脾止泻、解毒散结的功效。辅以枸杞滋阴补肾；天花粉生津止渴；天冬、麦冬合用养阴润肺，益胃生津，清心除烦；西洋参补气养阴，清热生津。诸药共用，以达补益肝肾、生津止渴之效。

【注意事项】薏苡仁性质滑利，孕妇慎用；天花粉孕妇慎用；西洋参性寒凉，能伤阳助湿，故胃有寒湿者不宜服用，且不宜与藜芦同用。

4. 杞子双地丸

【组成】枸杞（酒拌微炒）250g（八两），地骨皮（微炒）300g（十两），麦冬（去心）、熟地黄各125g（四两）。

【制法】枸杞、地骨皮共研为末，麦冬、熟地黄酒煮捣膏，二者共为丸，梧桐子大。

【用法】早、晚各服 12g，白酒下。

【功效】除烦止渴补虚。

【适用人群】糖尿病虚热烦渴者。

【药效分析】方中枸杞有滋补肝肾、润肺益精明目之功。其根皮名地骨皮，具有凉血除蒸、清肺降火的作用；麦冬养阴润肺，益胃生津，清心除烦。熟地黄可补血滋阴，益精填髓。诸药共用，共奏养阴生津、除烦止渴、补虚之效。

【注意事项】凡气滞痰多、湿盛中满、食少便溏者忌服。若重用久服，宜与陈皮、砂仁等同用，以免滋腻碍胃。

科普小知识

《神农本草经疏》（节选）

"枸杞，润而滋补，兼能退热，而专于补肾、润肺、生津、益气，为肝肾真阴不足、劳乏内热补益之要药。老人阴虚者十之七八，故服食家为益精明目之上品。昔人多谓其能生精益气，除阴虚内热明目者，盖热退则阴生，阴生则精血自长，肝开窍于目，黑水神光属肾，二脏之阴气增益，则目自明矣。"

"枸杞虽为益阴除热之上药，若病脾胃薄弱，时时泄泻者勿入，须先治其脾胃，俟泄泻已止，乃可用之。即用，尚须同山药、莲肉、车前、茯苓相兼，则无润肠之患矣。"

第十三节　强筋骨药用便方

1. 杞味茶

【组成】枸杞 6g，五味子 6g。

【制法】将枸杞、五味子洗净，控干。将上述处理好的原料捣烂，放入茶杯中，加入白糖，冲入适量开水，盖严盖子浸泡即可。

【用法】每日 1 剂，代茶饮。

【功效】补气生津，益阴敛汗。

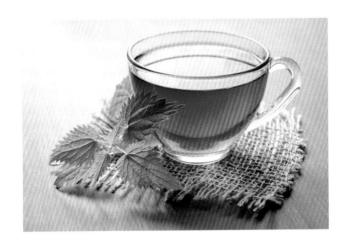

【适用人群】适用于气阴不足，不能适应夏季炎热的气候，从而出现眩晕体倦、下肢酸软、心虚自汗、饮食减少、

脉浮乏力等情形者。

【药效分析】枸杞可滋补肝肾，益精明目。五味子可敛肺滋肾，生津敛汗，涩精止泻，宁心安神。枸杞、五味子同用，可补气生津，益阴敛汗。

2. 杜仲骨碎补酒

【组成】杜仲 10g，骨碎补 15g，续断 15g，枸杞 6g，白酒 500g。

【制法】将骨碎补、杜仲、续断、枸杞分别洗净切碎，放入容器中，再将白酒倒入，封紧瓶口，每天振摇 1 次，15 天后即可饮用。

【用法】每次饭前饮用 20 ～ 30g，每天可饮 2 次。

【功效】补肝肾，强筋骨。

【适用人群】适用于腰膝酸软、筋骨痿软等人群。

【药效分析】《神农本草经》谓杜仲"主治腰膝痛，补中，益精气，坚筋骨，除阴下痒湿，小便余沥。久服，轻身耐老"。续断补肝肾，续筋骨，调血脉，治腰背酸痛，足膝无力等。骨碎补补肾强骨，续伤止痛。上药与枸杞、白酒共用，共奏补肝肾、强筋骨之功。

【注意事项】阴虚火旺、酒精过敏者禁用。

3. 枸杞龟甲粥

【组成】枸杞 9g，龟甲胶 15g，玉竹 9g，大枣 10 枚，大米 60g。

【制法】将枸杞、玉竹、大枣共入锅中，先用大火煮沸后，去渣取汁，趁热冲龟甲胶，与淘净的大米同入锅中，先用大火煮沸，再改用小火煮成稠粥即成。

【用法】早、晚分食。

【功效】滋补肝肾，强壮筋骨。

【适用人群】适用于肾阴不足型骨质疏松症、慢性筋骨病。

【药效分析】龟甲胶具有滋阴潜阳、益肾健骨、补血止血的作用。玉竹可滋阴润肺，生津养胃。《长沙药解》曰："玉竹，清肺金而润燥，滋肝木而清。"大枣补中益气，养血安神，缓和药性。大米补中益气，健脾养胃。诸药合用，共奏滋补肝肾、强壮筋骨之功。

4. 红杞三七鸡

【组成】大枣 10 枚，枸杞 15g，三七 10g，肥母鸡 1 只（约重 2500g），猪瘦肉 100g，小白菜心 250g，面粉、黄酒、味精、胡椒粉、生姜、葱、精盐各适量。

【制法】三七 4g 研成末，6g 润软后切成薄片。猪肉剁成茸。小白菜洗净，再用开水烫后剁碎。面粉用水揉成包饺子的面团。葱、姜洗净后，葱少许切成碎末，其余切成段，生姜切成大片，碎块捣成姜汁。将鸡先入沸水锅烫一下，捞出用凉水冲洗后沥干水分，然后把枸杞、三七片、姜片、葱段塞入鸡腹内，把鸡放入盘子内，注入清汤，下入胡椒粉、黄酒，再把三七粉撒在鸡脯上，用湿棉纸封严盘子口，上笼用大火沸水蒸约 2 小时。在鸡上蒸笼后，便可将猪肉茸加精盐、胡椒粉、黄酒、姜汁和少许清水搅匀成馅，再加小白菜和匀，面团揪成 20 个小剂子，包成 20 个饺子。待鸡熟时，另烧开水煮饺子，同时取出鸡，揭去纸，加入味精调味，然后将饺子和鸡捞入盘子内即成。

【用法】佐餐食用。

【功效】益气养血，补肾壮骨。

【适用人群】适用于气血两虚型骨质疏松症等人群。

【药效分析】三七可化瘀止血，活血定痛。肥母鸡的肉质细嫩，滋味鲜美，适合多种烹调方法，并富有营养，有滋补养身的作用。瘦猪肉含有丰富的蛋白质及脂肪、碳水化合物、钙、铁、磷等营养成分。凡病后体弱、产后血虚、面黄赢瘦者，皆可用之作营养滋补之品，具有改善缺铁性贫血、修复更新细胞、促进代谢等功效。小白菜心可通利肠胃，养胃和中。枸杞味甘，性平，归肝、肾经，可滋补肝肾，益精明目。大枣补中益气，养血安神，缓和药性。以上药物同用，可益气养血，补肾壮骨。

5. 羊肉枸杞汤

【组成】瘦羊肉 1000g，枸杞 30g，生姜 15g，料酒 5g，

大葱、大蒜、味精、盐、花生油少许。

【制法】将羊肉剔去筋膜，洗净，切块。生姜、大蒜切片，大葱切花。起锅油烧热，放入羊肉、料酒、葱花、姜片、蒜片煸炒，待羊肉炒透后倒入砂锅，加入适量清水，放入枸杞。大火烧沸后小火煨至羊肉熟烂，加入味精、盐，调匀即可。

【用法】佐餐食用，也可以单独食用。

【功效】温阳壮骨，补肾强筋。

【适用人群】适用于肾阳不足所致的腰膝酸软、筋骨无力等症，如骨性关节炎、风湿性关节炎等。

【药效分析】羊肉温中暖肾，益气补虚。《医学发明》曰："羊肉之甘热，能补血之虚。羊肉，有形之物也，能补有形肌肉之气。凡气味与人身、羊肉同者，皆可以补之。故云属也。人参补气，羊肉补形，形气者，有无之象也。"《医林纂要》曰："羊为火畜，考其性味，自当属火，然所补者命门相火，非心火也。辛润甘补，故仲景治虚羸蓐劳，用当归羊肉汤。大抵命火衰微，脾胃不能生气血者宜之，补阳亦以生阴也。"枸杞滋补肝肾，益精明目。上述食材一起煎煮，可温阳壮骨，补肾强筋。

科普小知识

《本草汇言》（节选）

"俗云枸杞善能治目，非治目也，能壮精益神，神满精足，故治目有效。又言治风，非治风也，能补血生营，血足风灭，故治风有验也。世俗但知补气必用参、芪，补血必用归、地，补阳必用桂、附，补阴必用知、柏，降火必用芩、连，散湿必用苍、朴，祛风必用羌、独、防风，殊不知枸杞能使气可充，血可补，阳可生，阴可长，火可降，风湿可去，有十全之妙用焉。"

《本草通玄》（节选）

"枸杞子，补肾益精，水旺则骨强，而消渴、目昏、腰疼膝痛无不愈矣。"

"按枸杞平而不热，有补水制火之能，与地黄同功。"

第十四节　妇产科疾病药用便方

1. 杞菊沙苑子茶

【组成】枸杞 10g，菊花 20g，沙苑子 10g，合欢花 10g，蜂蜜适量。

【制法】将枸杞、菊花、沙苑子、合欢花洗净，水煎去渣取汁。加入蜂蜜即可饮用。

【用法】代茶饮。

【功效】滋阴潜阳，疏风止痛。

【适用人群】适用于经行头痛属于阴虚阳亢、风阳上扰清窍者，症见经期或经后头痛，或头顶痛，头晕目眩，手足心热，腰酸膝软，烦躁易怒，口苦咽干，或月经提前，量少，色鲜红。

【药效分析】菊花疏风清热，平肝明目；沙苑子温补肝肾；合欢花滋阴补阳，解郁安神。诸药合枸杞滋补肝肾、益精明目，共奏补益肝肾、疏肝解郁、安神活络之效。

2. 莲子心枸杞甘草茶

【组成】莲子心 1.5g，枸杞 5g，甘草 2g。

【制法】将莲子心、枸杞、甘草冲洗后放入砂锅中，加水煎取汤汁。

【用法】代茶饮。

【功效】清心安神。

【适用人群】适用于经行情志异常者。

【药效分析】莲子心有清心安神、交通心肾、涩精止血之功。甘草补脾益气，治心气不足，且调和诸药。合枸杞补益肝肾，宁心安神。

3. 莲子心杞菊苦丁茶

【组成】苦丁茶 3g，莲子心 1g，菊花 3g（洗净），枸杞 10g（洗净）。

【制法】以上 4 味放入杯中，以沸水冲泡，盖上盖闷 10 分钟后即成。

【用法】代茶频频饮用，可重复冲泡 3 ～ 5 次。

【功效】补益肝肾，滋阴降火。

【适用人群】适用于阴虚火旺之更年期综合征，症见头晕目眩，耳鸣耳聋，头面部烘热或潮热，五心烦热，烦躁易怒，腰膝酸软，阵发出汗，口干，便秘，小便黄，月经紊乱，经量时多时少。

【药效分析】枸杞滋补肝肾，益精明目。莲子心具有清心安神、交通心肾、涩精止血之功。苦丁茶具有散风热、清头目、除烦渴的作用。菊花可疏风清热，解毒，明目。朱丹溪曰："菊花属金，而有土于水，大能补阴。宜入肺、肝等经，盖烦热诸证，皆由水不足而火炎，得此补阴，则水盛而火自息矣。须用味甘者佳。"诸药合用，可滋阴降火。

4.枸杞虫草羊肉汤

【组成】羊肉 750g，冬虫夏草 20g，怀山药 30g，枸杞 15g，生姜 6g，蜜枣 30g，精盐适量。

【制法】将羊肉洗净切块，入沸水锅中烫一下，与洗净的冬虫夏草、怀山药、枸杞、生姜、蜜枣一同放入砂锅内，加适量水，先用大火煮沸，再转用小火炖 3 小时，加精盐调味即成。

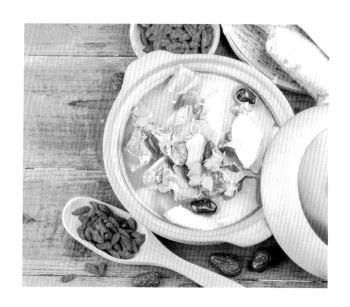

【用法】佐餐食用。

【功效】温补肝肾，益精壮阳。

【适用人群】适用于肝肾亏虚造成的不孕症、月经不调、更年期综合征等。

【药效分析】中医学认为，羊肉味甘，性热，归脾、肾经，可温中暖肾，益气补虚。羊肉中含有丰富的脂肪、维生素、钙、磷、铁等，特别是钙、铁的含量显著超过了牛肉和猪肉的含量，且胆固醇含量低，是滋补身体的绝好食品。枸杞可滋补肝肾，益精明目。冬虫夏草具有益肾补肺、止血化痰的作用。《药性切用》曰其"性味甘平，滋肾保肺，功专止血化痰，能已劳嗽。冬在土中，身活如老蚕，有毛至夏则毛出土上，连身俱化为草，若不取，则至冬复化为虫"。怀山药可益气养阴，补脾肺肾。生姜可发汗解表，稳中止呕，温肺止咳。大枣补中益气，养血安神，缓和药性。诸药共用，可温补肝肾，益精壮阳。

【禁忌】外感发热、湿热内盛者不宜服用。

5. 枸杞鸽子汤

【组成】鸽子1只，枸杞30g，五香豆腐干3块，香菇10只，鲜汤500g，胡麻油50g，黄酒、酱油、精盐各适量。

【制法】将鸽子宰杀去毛，去内脏，洗净，整只鸽子用精盐抹擦均匀。再将五香豆腐干、香菇切片，铺入砂锅底，放入鸽子、枸杞、胡麻油、酱油、黄酒、鲜汤，用小火慢炖至烂即成。

【用法】佐餐食用。

【功效】补肾益肝，补益虚劳。

【适用人群】适用于肝肾不足之性冷淡。

【药效分析】鸽子具有滋补益气、祛风解毒的功用，对病后体弱、血虚闭经、头晕神疲、记忆力衰退有很好的补益治疗作用。香菇具有扶正补虚、健脾益胃的作用。枸杞有滋补肝肾、益精明目、润肺止咳的功效。配合五香豆腐干、胡麻油、黄酒、酱油、精盐，共奏补肾益肝、补益虚劳之功。

科 普 小 知 识

枸杞诗句欣赏

六月茨园唱丰收

苏忠深（《中宁县志》《中宁枸杞志》主编）

麻叶壮枝垂棱果，一棵一座小彩楼。

紫花玉叶掩红宝，六月茨园唱丰收。

枸杞园中歌声扬，巧手轻灵采粒忙。

玛瑙珍珠成串下，庄稼不负茨乡情。

庄西园外彩云浮，谁弄英姿娆秀株。

提举果筐盈盈步，花裙霓裕逐燕鸥。

第十五节 男性性功能障碍药用便方

1. 五子补肾茶

【组成】菟丝子、枸杞各 250g，覆盆子 125g，车前子 60g，五味子 30g。

【制法】上述诸药共研成细末，每剂 9 ～ 12g。

【用法】每天 2 剂，以沸水冲泡，代茶饮服。

【功效】补肾益精，扶阳固涩。

【适用人群】久不生育，遗精，阳痿，早泄，或小便后余沥不尽等内伤劳倦人群。

【药效分析】此方出自明代李梴的《医学入门》，菟丝子有滋补肝肾、固精缩尿、安胎、明目、止泻之功效。覆盆子补肝肾，助阳固精明目，《名医别录》曰："主益气轻身，令发不白。"车前子清热利尿，渗湿止泻，明目，祛痰。药理研究表明，车前子有显著的利尿作用，能促进呼吸道腺体的分泌，稀释痰液，故能祛痰、抑菌，还可防治肾结石，并能调节眼压。五味子可敛肺，滋肾，生津，收汗，涩精，《本经》云："主益气，咳逆上气，劳伤羸度，补不足，强阴。"

【注意事项】阳气不足、脾胃虚寒湿盛者忌服。

2. 杞贞送子茶

【组成】枸杞 10g，女贞子 5g，覆盆子 5g。

【制法】锅内倒入500mL水，放入女贞子、覆盆子共煮10分钟，煎成药汁。

【用法】饮汤，食枸杞，每天1剂，早、晚空腹各饮用1次。

【功效】补肾强精，助育。

【适用人群】辅助治疗男性不育。

【药效分析】女贞子药性平和，具有补肝肾、强腰膝的作用，主治腰膝腿软等症。覆盆子可益肾固精，预防男性性功能障碍，配合枸杞以达补益肝肾强精的目的。

3. 生精赞育汤

【组成】枸杞15g，淫羊藿15g，肉苁蓉10g，仙茅15g。

【制法】上药水煎取汁。

【用法】每天2次，每次200mL温服。

【功效】温肾益精。

【适用人群】适用于男性不育，肾阳虚衰，形寒怕冷，阳痿不用。

【药效分析】中医学认为，淫羊藿（别名仙灵脾）可补肾壮阳，强筋骨，祛风湿。《食医心镜》载，单用本品浸酒服，以益丈夫兴阳，理腰膝冷痛。肉苁蓉可补肾阳，益精血，润肠通便。枸杞有滋补肝肾、益精明目之功，再配伍仙茅补肾阳，强筋骨。上药共用，以达温肾益精之功。

【注意事项】淫羊藿、肉苁蓉、仙茅均为辛温燥烈之品，故有五心烦热、盗汗等阴虚症状者不宜服用。

4.五子衍宗粥

【组成】菟丝子、枸杞各 30g，覆盆子 12g，车前子 6g，五味子 3g，大米 100g，白糖适量。

【制法】将上药用布包好，加水煎汁去渣，然后入米煮粥，粥熟调入白糖，稍煮即可。

【用法】佐餐食用。

【功效】补肾益精，养肝明目。

【适用人群】适用于肾气不足之性欲减退、不育症等。

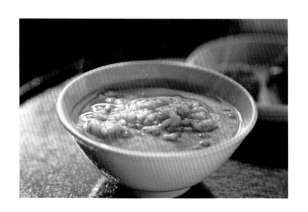

5.羊肉补元汤

【组成】羊肉 250g，山药 30g，枸杞 20g，党参 20g，黄芪 30g，黄酒、精盐、味精、葱段、生姜片、生油、鸡汤各适量。

【制法】将羊肉洗净，剔去筋膜，放沸水中烫一下，切成条状。将山药、枸杞、党参、黄芪去杂洗净，装袋中扎紧备用。锅内放油加热，放羊肉煸炒，烹入黄酒，注入适量鸡汤，放入药袋，再放入葱段和生姜一同煮至肉烂，加精盐稍煮，拣去药袋、葱段和生姜，加入味精即可。

【用法】佐餐服食，或单独饮服。

【功效】大补气血，强肾益精。

【适用人群】适用于肾虚之前列腺炎、性欲减退等。

科普小知识

《本草正》（节选）

"枸杞，味重而纯，故能补阴，阴中有阳，故能补气。所以滋阴而不致阴衰，助阳而能使阳旺。虽谚云离家千里，勿食枸杞，不过谓其助阳耳，似亦未必然也。此物微助阳而无动性，故用之以助熟地最妙。其功则明耳目，添精固髓，健骨强筋，善补劳伤，尤止消渴，真阴虚而脐腹疼痛不止者，多用神效。"

《本草图解》（节选）

"枸杞味甘气平，肾经药也。补肾益精，水旺则骨强，而消渴、目昏，而腰疼膝痛，无不愈矣。陶弘景云：离家千里，勿食枸杞。甚言其补精强阴之功也。按枸杞平而不热，有补水制火之妙，与地黄同功。而除蒸者未尝用之，惜哉。"

第十六节　美容药用便方

1. 枸杞银杏莲藕粥

【组成】枸杞 10g，银杏 30g，鲜藕 50g，大米 100g。

【制法】鲜藕去皮，切成小块，放入锅中，加入枸杞、银杏及泡好的大米，倒入适量开水熬煮，待煮至粥黏稠后加入适量冰糖搅匀，煮至冰糖融化即可。

【用法】代餐服用。

【功效】滋阴润燥，益胃生津，健脾养心。

【适用人群】适用于秋季皮肤干燥、粗糙、起皱纹者。

2. 枸杞首乌苁蓉饮

【组成】枸杞 5g，何首乌 2g，肉苁蓉 2g，菟丝子 2g，泽泻 2g，绿茶 5g。

【制法】以上前 5 味药加水煎煮至 450g 药液，泡绿茶饮用，可加冰糖。

【用法】代茶饮，频频饮用。

【功效】美发养颜。

【适用人群】适用于面色萎黄、神疲乏力者。

【药效分析】中医学认为，枸杞可滋补肝肾，食用枸杞可以延缓衰老，改善肤质，滋养头发；何首乌可补肝肾、益精血、乌须发；肉苁蓉可补肾阳、益精血；菟丝子补益肝肾、明目，常用于肝肾不足、腰膝酸软者；泽泻可利水渗湿，泄热；绿茶可清热泻火。诸药相合，共奏补益肝肾、益精美颜之效。

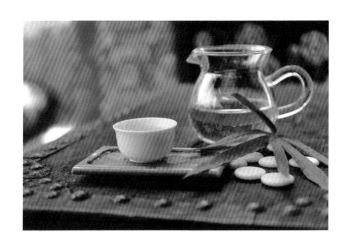

【注意事项】感冒发热者、脾虚泄泻者、高血压患者慎用。

3. 枸杞桂圆饮

【组成】枸杞 2g，桂圆肉 2g，山楂 2g，菊花 2g，青果 2g。

【制法】用 300g 开水冲泡后饮用，冲饮至味淡。

【用法】每天 1 剂，分 2 次服。

【功效】生血养阴，润肤美容。

【适用人群】适用于面色萎黄、老眼昏花者。

【药效分析】中医学认为，桂圆肉可补血益气、定心安神，其中含有天然的胶原蛋白，可美容养颜；山楂可健胃消食、化浊降脂；菊花可清热解毒；青果可延缓衰老、补钙；枸杞补气养血。诸药合用，可补血养阴，益气美容。

【注意事项】内有痰火、口腔溃疡者、口干舌燥者、阴虚内热者慎用。青果不宜与牛肉同食。

4.枸杞黄精饮

【组成】枸杞、黄精各 12g。

【制法】将枸杞、黄精放入砂锅内，倒入 2 碗水，煎成 1 碗水。

【用法】每天 1 剂，分 2 次服。

【功效】补气血，养容颜。

【适用人群】适用于面部皱纹。

【药效分析】中医学认为，枸杞可补养肝肾，益精补血；黄精可补气养阴、健脾、润肺、益肾。二药合用，可补肾养颜，益气养阴。

【注意事项】脾虚有湿者、中寒泄泻者、痞满气滞者、咳嗽痰多者慎用。不宜与酸冷食物同食。

5.枸杞党参酒

【组成】枸杞 25g，党参 25g，米酒 500g。

【制法】将党参拍裂切片，枸杞洗净晾干，共置容器中，加入米酒、密封，浸泡7天后去渣。

【用法】口服，每日3次，每次服用10g。

【功效】补气健脾，养肝益胃。

【适用人群】适用于面色萎黄者。

【药效分析】中医学认为，枸杞可滋养肝肾；党参可健脾益肺、养血生津，适用于气虚不足、食少便溏者；米酒可滋阴补肾、健脾养胃、补血活血。枸杞和党参相配，可增强补气健脾、养肝益胃之功。

【注意事项】实证、感冒发热者慎用，不宜与藜芦同用。

科普小知识

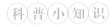
枸杞诗句欣赏

枸杞头

明·周履靖（1549—1640）

昨有道士揖余言，厥惟灵卉可永年。

紫芝瑶草不足贵，丘中枸杞生芊芊。

摘以莹玉无瑕之手，濯以悬流瀑布之泉，

但能细嚼辨深味，何以勾漏求神仙？

第十七节　眼部疾患药用便方

1. 二叶双花蜜方

【组成】枸杞叶 12g，桑叶 10g，白菊花 12g，芙蓉花 12g，蜂蜜适量。

【制法】以上前 4 味一同捣烂，调入蜂蜜拌匀，备用。

【用法】敷于患处。

【功效】清热解毒，消肿止痛。

【适用人群】适用于睑腺炎初期。

【药效分析】中医学认为，桑叶有疏散风热、清肺润

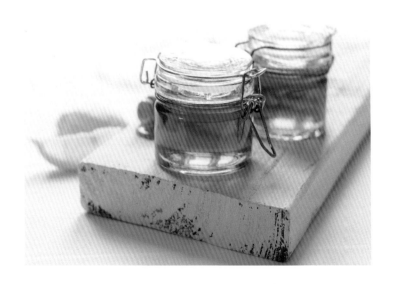

燥、清肝明目的功效。白菊花可疏散风热，平肝明目，清热解毒。芙蓉花有凉血、解毒、消肿、止痛之功。蜂蜜性平，味甘，具有解毒、医疮、止痛、润肠通便、润肺止咳的作用。枸杞与上药同用，共奏清热解毒、消肿止痛之功。

2. 杞菊柿叶饮

【组成】枸杞 10g，菊花 5g，鲜柿叶 12g。

【制法】将柿叶洗净、晒干、研成粗末备用。将枸杞、菊花与柿叶粗末同放入盖杯中，用沸水冲泡，加盖闷 15 分钟即成。

【用法】代茶，频频饮用，每天冲泡 1 剂，每剂冲泡 3～5 次。

【功效】平肝泻火。

【适用人群】适用于急性结膜炎，对结膜充血、眼睑红肿者尤为适宜。

【药效分析】中医学认为，菊花味辛、甘、苦，性微寒，归肺、肝经，效疏散风热，平肝明目，清热解毒。鲜柿叶味苦，性寒，无毒，专入肺经，能止咳定喘，生津止渴，活血止血。上述药物与枸杞同用，共奏清肺平肝泻火之功。

【注意事项】不宜与咖啡或红、绿茶等碱性饮料同饮。

3. 枸杞银花饮

【组成】枸杞 10g，金银花 15g，野菊花 10g，桔梗 10g，生甘草 3g。

【制法】将枸杞、金银花、野菊花、桔梗、生甘草洗去浮灰，入锅，加适量水，煎煮 30 分钟，取汁即成。

【用法】每日分 2 次服。

【功效】清肝泻火。

【适用人群】适用于慢性结膜炎，对结膜轻度充血、内外眦有少量白色分泌物者尤为适宜。

【药效分析】金银花具有清热解毒、凉血化瘀、抗炎的功效。野菊花具有疏散风热、消肿解毒的功能。桔梗能宣肺，利咽，祛痰，排脓。生甘草有补中益气、清热解毒、祛痰止咳、缓急止痛、调和药性的作用。诸药合用，可清肝泻火。

【注意事项】不宜与京大戟、芫花、甘遂同用。

4. 枸杞黄连饮

【组成】枸杞 15g，黄连 3g。

【制法】将枸杞、黄连同入杯中，用沸水冲泡，加盖闷 10 分钟即成。

【用法】代茶，频频饮用，可冲泡 3 ～ 5 次。

【功效】滋阴明目，清热泻火。

【适用人群】适用于慢性结膜炎，对结膜轻度充血、视物疲劳者尤为适宜。

【药效分析】黄连清热燥湿，泻火解毒。此外，黄连有抗炎、抗溃疡的作用，与枸杞同用，可滋阴明目，清热泻火。

【注意事项】脾胃虚寒者忌用，阴虚津伤者慎用。

5. 夏枯草枸杞叶饮

【组成】夏枯草 30g，枸杞叶 100g，冰糖 10g。

【制法】将夏枯草洗净，切碎。将带茎枝的枸杞叶洗净，切成小段，与夏枯草同入砂锅，加足量水，先用大火煮沸，再改用小火煎煮 20 分钟，离火，用洁净纱布过滤取汁，加冰糖，溶化后拌匀即成。

【用法】分早、晚 200mL 温服。

【功效】清肝泻火，利尿明目。

【适用人群】适用于眼胀、眼痛、畏光、流泪、头痛、视力锐减的人群。

【药效分析】夏枯草具有清肝泻火、明目、散结消肿的功效。冰糖具有润肺、止咳、清痰、祛火的作用。上药与枸杞同用，共奏清肝泻火、利尿明目之功。

【注意事项】脾胃寒弱者慎用。

科(普)(小)(知)(识)

《本草求真》(节选)

"枸杞……甘寒性润。据书皆载祛风明目，强筋健骨，补精壮阳，然究因于肾水亏损，服此甘润，阴从阳长，水至风息，故能明目强筋，是明指为滋水之味，故书又载能治消渴。今人因见色赤，妄谓枸杞能补阳，其失远矣。岂有甘润气寒之品，而尚可言补阳耶？若以色赤为补阳，则红花、紫草，其色更赤，何以不言补阳，而言活血。呜呼，医道不明，总由看书辨药，不细体会之故耳。试以虚寒服此，不惟阳不能补，且更有滑脱泄泻之弊矣。可不慎乎。出甘州，红润少核者良。"

第十八节　肥胖症药用便方

1.丹参枸杞茶

【组成】丹参 10g，枸杞 5g，何首乌 10g，山楂 10g。

【制法】将所有原料混合，用沸水冲泡 15 分钟。

【用法】代茶饮，每日 1 剂。

【功效】活血化瘀，降脂减肥。

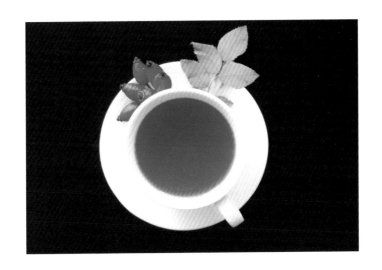

【适用人群】肥胖症伴动脉硬化、高脂血症人群。

【药效分析】丹参具有较强的活血作用，能在一定程度上扩张心脑血管，降低人体血脂水平，与枸杞相配，有一定的降糖降脂作用；何首乌润肠通便；山楂消食健胃、化浊降脂。四味同用，味道甘甜，降脂减肥。

2. 枸杞苦丁茶

【组成】枸杞 2g，苦丁茶 1g，决明子 2g，青皮 1g，红枣 2 枚。

【制法】将所有原料混合，用沸水冲泡 15 分钟。

【用法】代茶饮，每日 1 剂。

【功效】清热通便，降脂健脾。

【适用人群】适用于湿热性便秘、单纯性肥胖的人群。

【药效分析】苦丁茶具有健胃消积、降压降脂的功能；枸杞有增强机体免疫力的作用；决明子润肠通便；青皮消积化滞；红枣补中益气。诸药合用有健脾降脂之功。

3. 甘柴山楂枸杞汤

【组成】甘草、柴胡、山楂各 15g，枸杞、泽泻各 25g，丹参 30g，红花 10g。

【制法】上诸药水煎取药汁。

【用法】每天 1 剂，分 2 次服。

【功效】益气补肾，除湿祛痰，理气活血。

【适用人群】适用于肥胖者。

【药效分析】柴胡、山楂合用可理气消食健胃；枸杞、泽泻合同可补肾利湿；丹参、红花合用可活血。

4. 四味粥

【组成】玉米 50g，赤小豆 15g，薏苡仁 30g，枸杞 30g。

【制法】将玉米、赤小豆、薏苡仁和枸杞入锅，加适量水，旺火烧开，转用小火熬成稀粥。

【用法】佐餐食用。

【功效】健脾祛湿，滋补肝肾。

【适用人群】适用于脾肾两虚型单纯性肥胖症。

【药效分析】玉米、赤小豆、薏苡仁合用可健脾祛湿；枸杞可滋补肝肾。

5. 冬瓜枸杞汤

【组成】冬瓜 250g，枸杞 15g，姜片 3g。

【制法】将冬瓜去皮，瓤放入开水锅氽烫后捞出，用清水浸泡备用，冬瓜切成薄片。汤锅置火上，倒入 4 杯水，放入冬瓜及瓤、枸杞、姜片，烧开后转用小火煮 15 分钟，熄火后晾至温热即可。

【用法】佐餐食用。

【功效】滋补肝肾，利尿消肿。

【适用人群】适宜高血压、高血糖、高血脂等肥胖型患者经常饮用。

【药效分析】冬瓜可利尿消肿；枸杞可滋补肝肾。

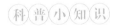

科 普 小 知 识

药王碧血化杞汁

相传，卫宁平原出现了一位擅用枸杞医病的吴姓郎中，吴郎中将枸杞或煎，或制膏，或泡酒，或烘焙碾粉，或根叶同煮，或与其他草药配伍，医治病患，屡治屡效，声名远扬。吴郎中称枸杞为"十全奇妙之神草"，可医百病，他宅心仁厚，医德高尚，医术超群，被誉为"神医吴杞子"。

是年，中原瘟疫横行，百姓病死无数，急需医治。吴杞子一行带着枸杞和其他草药跋山涉水，来到疫区救治，疫情得控。天有不测风云，谁知吴杞子返回家乡，卫宁平原连遭大雨数十天，枸杞果因照不到阳光加之气温太低，不红不熟全是绿色，人们采食下肚并无药效。吴杞子眼看到处是患者，却因无枸杞红果救治沮丧不已，痛苦万状。这日，吴杞子借酒消愁，恍恍惚惚来到一座古庙，抬头看见"药王神庙"。

吴杞子顿时狂怒难抑，手持绿果枝走进庙堂，指着神像怒斥："我老吴半生行医，悬壶济世，如今百姓遇难，我无药可医，你身为药王，我等年年奉祀，为的是祈求护佑，如今百姓遇难急需枸杞医治，枸杞不红不熟无药效，你却熟视无睹，你枉为药王，见死不救，你有违神道，你、你……"吴杞子醉卧于供桌前。

恍惚中吴杞子听到药王说："先生息怒，小神外出巡查，发现一只千年蟾蜍精跑到黄河岸边，将道地枸杞汁水尽然吸食，且沾染了秽气，至使枸杞果不红不熟，现已将元凶捕获，为了惩治妖孽，已剁去一足，放逐东海，羁押思过。""刘海戏蟾"的三足蟾蜍即此妖孽，此是后话。

吴杞子对曰："元凶虽惩，然则枸杞不红不熟，何以为之？"药王肃然，口咬中指，将鲜血滴于吴氏手中的枸杞枝上，曰："鲜血化杞红，尔等速去救治，迟则殆矣！"

吴杞子醒来，原来是南柯一梦，但见手中枸杞枝上的果子鲜红欲滴，他感激涕零，伏地再拜，抬头望去，但见药王神像面无血色。

吴杞子捧着红果枝走出庙门，但见雨歇天晴，一群茨农奔来，口呼："神医，神医，雨停了，天晴了，枸杞红了，枸杞红了！"

茨农们知道了药王滴血化杞汁后，求吴杞子带领到药王庙祭拜，但找遍崇吾山，未见踪迹。之后"药王鲜血化杞汁"的故事便在卫宁大地广为流传。

东方的"药王鲜血化枸杞汁"与西方的"耶稣鲜血化葡萄酒"之说有异曲同工之妙，二者同为神血之化，皆为养生益寿法宝。

附录

历代经典药方

1. 杞菊地黄丸（《医级》卷八）

处方：生地，山茱萸，茯苓，山药，丹皮，泽泻，枸杞，菊花。

制法：上药研末，炼蜜为丸。

功能主治：滋肾养肝。治肝肾阴虚，头晕目眩，视物不清，眼珠涩痛，怕日羞明，迎风流泪。

用法用量：每服 6～9g，温开水送下。

2. 枸杞丸（《鸡峰普济方》卷二十一）

处方：肉苁蓉、枸杞、川椒（取红）、甘菊各等分，巴戟减半。

制法：上为细末，炼蜜和丸，如梧桐子大。

功能主治：补肝肾，明眼目。治眼目昏暗。

用法用量：每服 20 丸，空腹时用酒送下。

3.枸杞汤（《圣济总录》卷九十二）

处方：枸杞二两，黄芪（锉，炒）二两，附子（炮裂，去皮脐）二两，川芎一两，人参一两，芍药一两，茯神（去木）一两，甘草（炙，锉）一两，羌活（去芦头）一两，桂（去粗皮）一两，防风（去叉）三分，半夏（汤洗去滑）一两半。

制法：上锉，如麻豆大。

功能主治：肉极虚羸，寒气所加，体重怠堕，四肢不举，肢节疼痛，饮食减少，坐卧不安。

用法用量：每服五钱匕，用水一盏半，加生姜五片，煎取八分，去滓温服。

4.枸杞散（《太平圣惠方》卷二十九）

处方：枸杞一两，黄芪一两半（锉），人参一两（去芦头），桂心三分，当归一两，白芍药一两。

制法：上为散。

功能主治：虚劳，下焦虚伤，微渴，小便数。

用法用量：每服三钱，以水一盏盏，入生姜半分，大枣三个，饴半分，煎至六分，去滓，食前温服。

5.枸杞浸酒（《奇效良方》）

处方：枸杞半升，晚蚕沙（炒）半升，恶实（炒）一升，苍耳（炒）一升，防风（去叉）二升，火麻子（炒）二升，茄子根（洗净切细，蒸一伏时，须九月九日采）二斤，牛膝（酒浸，炒）一斤，恶实根（切炒）一斤，桔梗（炒）二两，羌活（去芦）二两，秦艽（去土）二两，石菖蒲（九节者）二两。

制法：上以夹绢袋盛，用好酒三斗浸，密封闭，勿令通气，七日方开，开时不得面对瓶口。

功能主治：治中风，身如角弓反张，及妇人一切血风，上攻下注。若久服，悦泽颜色，滋润皮肤，退风益气强力。

用法用量：每服一盏，温过空心食前临卧服。常令有酒容，久病风疾，不过一月瘥。

后 记

　　我常年生活在宁夏，处处能看到枸杞的影子。当接到任务要编著一本有关枸杞科学服用的书籍时，才开始静心重新思考枸杞。随着研究枸杞的资料不断深入，越来越领悟到，省级领导崔波主席、董玲副主任等策划这本书的现实意义。把枸杞作为一种食品，需要告知人们什么；把枸杞作为一种药材，人们需要知道什么；把枸杞作为一种商品，大家需要知道什么；把枸杞作为一种驱动经济发展的名优产品，人们应该知道如何扩大其使用范围，提升其产品质量和附加值；把枸杞作为一种文化，人们应如何传承和弘扬……以此为主要目标，我们不断修改完善书稿，精益求精，以便有更好的阅读性和实用性。如今即将付梓之际，思绪万千。总感到内容肤浅，思维的不甚严密和语言贫乏无力，总觉得还应该不断优化。

在本书的编著过程中，承蒙张伯礼院士、仝小林院士、王琦院士、张大宁国医大师的厚爱和指导，张伯礼院士欣然作序，张大宁国医大师献方题词。感谢崔波主席、冯志强副主席、董玲副主任等专家多次听取编辑情况的汇报，并给予更高层面的设计和指导。感谢宁夏回族自治区科技厅给予项目支持。感谢宁夏医科大学药学院余建强院长，自治区林业和草原局生态修复处叶进军处长，宁夏枸杞产业发展中心何鹏力主任，祁伟、唐建宁副主任，王丽琼老师，宁夏枸杞协会郝向峰会长，中国饭店协会名厨委王宁副会长等多次参加编审讨论，提出指导性意见，给予大力支持。

同时，本书在编著中，参考摘录一些同仁编写的相关资料，一并谢之。

由于编辑时间仓促，才疏学浅，编写经验贫乏，难免会有错误、漏洞，敬请各位读者提出宝贵的意见和建议，以便进一步完善。

编　者

2022 年 12 月于银川

参考书目

［1］王惟恒，李艳．妙用枸杞治百病［M］.北京：中国科学技术出版社，2017.

［2］Roy Upton, Cathirose Petrone.王自贵，姚入宇，王鑫译．枸杞鉴定分析标准、质量控制与疗效［M］.银川：阳光出版社，2020.

［3］王作生，郝向峰．枸杞养生药膳［M］.青岛：青岛出版社，2013.

［4］窦国祥，窦勇．枸杞［M］.天津：天津科学技术出版社，2009.

［5］李军林，王爱成．枸杞［M］.北京：北京科学技术出版社，2003.

［6］张艳，戴治稼．枸杞化学成分的医疗功能与实用配方精选［M］.银川：阳光出版社，2020.

［7］牛阳，王荣．精选枸杞方三百三十首［M］.银川：

阳光出版社，2012.

［8］李清亚.枸杞的保健功能与药用便方［M］.北京：金盾出版社，2001.

［9］周兴华，周晓娟.枸杞史话［M］.银川：宁夏人民教育出版社，2012.